中国医学临床百家

严 宏 / 著

# 双眼白内障手术
# 严宏 2019 观点

科学技术文献出版社
SCIENTIFIC AND TECHNICAL DOCUMENTATION PRESS

·北京·

图书在版编目（CIP）数据

双眼白内障手术严宏2019观点 / 严宏著. —北京：科学技术文献出版社，2019.10（2020.10重印）

ISBN 978-7-5189-5687-6

Ⅰ.①双… Ⅱ.①严… Ⅲ.①白内障摘除术 Ⅳ.① R779.66

中国版本图书馆 CIP 数据核字（2019）第 127796 号

## 双眼白内障手术严宏2019观点

策划编辑：蔡 霞　　责任编辑：蔡 霞　责任校对：张吲哚　　责任出版：张志平

| | |
|---|---|
| 出 版 者 | 科学技术文献出版社 |
| 地 　 址 | 北京市复兴路15号　　邮编　100038 |
| 编 务 部 | （010）58882938，58882087（传真） |
| 发 行 部 | （010）58882868，58882870（传真） |
| 邮 购 部 | （010）58882873 |
| 官方网址 | www.stdp.com.cn |
| 发 行 者 | 科学技术文献出版社发行　全国各地新华书店经销 |
| 印 刷 者 | 北京虎彩文化传播有限公司 |
| 版 　 次 | 2019 年 10 月第 1 版　2020 年 10 月第 2 次印刷 |
| 开 　 本 | 710×1000　1/16 |
| 字 　 数 | 51千 |
| 印 　 张 | 6.5　彩插10面 |
| 书 　 号 | ISBN 978-7-5189-5687-6 |
| 定 　 价 | 88.00元 |

# 序
## Preface

韩启德

　　欧洲文艺复兴后，以维萨利发表《人体构造》为标志，现代医学不断发展，特别是从 19 世纪末开始，随着科学技术成果大量应用于医学，现代医学发展日新月异，发生了根本性的变化。

　　在过去的一个世纪里，我国现代化进程加快，现代医学也急起直追。但由于启程晚，经济社会发展落后，在相当长的时期里，我国的现代医学远远落后于发达国家。记得 20 世纪 50 年代，我虽然生活在上海这个最发达的城市里，但是母亲做子宫切除术还要到全市最高级的医院才能完成；我患猩红热继发严重风湿性心包炎，只在最严重昏迷时用过一点青霉素。20世纪60—70年代，我从上海第一医学院毕业后到陕西农村基层工作，在很多时候还只能靠"一根针，一把草"治病。但是改革开放仅仅30多年，我国现代医学的发展水平已经接近发达国家。可以说，世界上所有先进的诊疗方法，中国的医生都能做，有的还做得更好。更为可喜的是，近年来我国医学界开始取得越来越多的原创性成果，在某些点上已经处于世界领先地位。中国医生已经不再盲从发达国家的疾病诊疗指南，而能根据我们自己的经验和发现，根据我国自己的实际情况制定临床标准和规范。我们越来越有自己的东西了。

要把我们"自己的东西"扩展开来，要获得越来越多"自己的东西"，就必须加强学术交流。我们一直非常重视与国外的学术交流，第一时间掌握国外学术动向，越来越多地参与国际学术会议，有了"自己的东西"也总是要在国外著名刊物去发表。但与此同时，我们更需要重视国内的学术交流，第一时间把自己的创新成果和可贵的经验传播给国内同行，不仅为加强学术互动，促进学术发展，更为学术成果的推广和应用，推动我国医学事业发展。

我国医学发展很不平衡，经济发达地区与落后地区之间差别巨大，先进医疗技术往往只有在大城市、大医院才能开展。在这种情况下，更需要采取有效方式，把现代医学的最新进展以及我国自己的研究成果和先进经验广泛传播开去。

基于以上考虑，科学技术文献出版社精心策划出版《中国医学临床百家》丛书。每本书涵盖一种或一类疾病，由该疾病领域领军专家撰写，重点介绍学术发展历史和最新研究进展，并提供具体临床实践指导。临床疾病上千种，丛书拟以每年百种以上规模持续出版，高时效性地整体展示我国临床研究和实践的最高水平，不能不说是一个重大和艰难的任务。

我浏览了丛书中已经完稿的几本书，感觉都写得很好，既全面阐述了有关疾病的基本知识及其来龙去脉，又介绍了疾病的最新进展，包括笔者本人及其团队的创新性观点和临床经验，学风严谨，内容深入浅出。相信每一本都保持这样质量的书定会受到医学界的欢迎，成为我国又一项成功的优秀出版工程。

　　《中国医学临床百家》丛书出版工程的启动，是我国现代医学百年进步的标志，也必将对我国临床医学发展起到积极的推动作用。衷心希望《中国医学临床百家》丛书的出版取得圆满成功！

　　是为序。

# 作者简介

严宏，医学博士，主任医师，教授，博士研究生导师。现任西安市第四医院陕西省眼科医院（西安交通大学医学院附属广仁医院）院长，曾任第四军医大学唐都医院眼科主任，重庆医科大学附属第一医院眼科知名专家。

现任中华医学会眼科学分会委员和专家会员，中华医学会陕西省医学会眼科学分会主任委员，中国医师协会眼科医师分会常务委员，中国老年医学学会和中国老年保健协会眼保健专业委员会常务委员，中华医学会眼科学分会白内障学组（2008—2017 年）和斜视与小儿眼科学组委员，中国医师协会眼科医师分会白内障学组委员等职。

毕业于第四军医大学，获医学学士学位、医学硕士和博士学位（眼科学专业），先后 5 次赴英国牛津大学眼科医院研修，于 2003 年完成为期 2 年的英国牛津大学眼科博士后研究工作。期间参加了英国皇家眼科学院组织的不同眼科亚专业继续教育培训，并参与了牛津大学眼科医院的门诊和手术观摩。2011 年，在由中华人民共和国国家外国专家局资助的美国大学访问期间，与美国内布拉斯加州立大学 Marjorie F. Lou 教授、美国圣路易斯华盛顿大学眼科 David Beebe 教授和 Yingbo Shui 博士合作培养眼科博士研究生 2 名。在美国约翰霍普金斯大学眼科与著名小儿眼科专家 Guytony 教授交流并观摩门诊及小儿眼科手术。这些眼科临床的参观学习、眼科研究和实践，提升了眼科临床和科学研究的技能，也更加坚定了作为临床眼科医师的信念。回国后在第四军医大学（空军军医大学）唐都医院眼科主持工作 14 年。

从事眼科医学教研工作 30 年，荣获中国眼科医师奖，中华眼科学会奖，总后勤部优秀教师、军队院校育才奖银奖等荣誉。发表论文 280 余篇，主编国内首部《弱视》等专著 4 部，参编《中华眼科学》、*Ocular Emergency* 等专著 10 部。主持国家自然科学基金项目 5 项，国际合作项目 2 项，省部级科研项目 8 项，指导博士研究生获得国家自然科学基金青年项目 4 项。

在国内较早开展微切口白内障超声乳化联合微创玻璃体切除治疗复杂眼病，擅长屈光性白内障手术、白内障联合视网膜疾病手术和弱视诊治等。

# 前 言
## Foreword

目前，白内障手术仍然是最有效和快速的提高视力的治疗方法。由于全世界人口老龄化的进程加速，白内障的发病率会逐年攀升，患者对手术治疗、视功能改善的需求使眼科医师面临更大的临床压力，而双眼白内障手术后带给患者的视功能和生活质量改善程度优于单眼白内障手术。因此，双眼同日连续白内障手术或短期先后行白内障手术已经逐渐被患者和眼科医师接受和推广应用。

世界上部分国家已经开展连续白内障手术多年，具有节省医疗费用和快速恢复双眼视功能的优势，而在中国开展较为谨慎，部分地区医院或医师个人也是根据自己的技术水平、白内障术后第 1 天患者视力恢复的效果、患者的身体状况、经济客观条件及诉求来选择短期（2～5 天）完成第二只眼白内障手术。

随着白内障超声乳化手术技术水平的提高、眼部生物参数测量和人工晶状体计算精准、微创手术理念的推广、白内障手术流程的规范及日间手术的普及，使白内障手术后的感染性眼内炎和屈光误差（屈光意外）发生率大幅度降低，而这两种并发症恰恰是双眼同日或短期白内障手术最关注的问题。

基于目前面临的临床问题和潜在的双眼白内障手术的需求，为了能更安全、更规范地开展双眼白内障手术，结合我们近期的临床实践和研究结果撰写此书。本书主要介绍了双眼白内障手术的必要性、国内外流行的手术模式及特点，重点探讨眼内炎的防治和如何规避双眼屈光误差等问题，对短期双眼白内障手术患者体验的不同疼痛感是否与"亚临床交感性眼炎"问题相关进行了讨论和分享，并介绍了美国眼科医师协会最新临床指南中有关双眼白内障手术的规范。同时，结合临床实践，回顾分析了双眼白内障手术中发生的眼内炎和屈光问题的病例资料，以期在双眼白内障手术规范诊疗策略上提供实用的参考。最后，就第二只眼白内障手术临床实践的手术心理和护理干预体会进行了分享和探讨，旨在全面提升对双眼白内障手术的认识和临床实践的质量。

临床案例的分析具有较高的直观性，是便于快速理解理论与实践结合的形式，所以在书中提供了典型的 3 例眼内炎和 2 例眼前节毒性综合征诊治案例，案例图文并茂，有讨论分享和点评。同时，对于双眼白内障手术第二只眼人工晶状体度数的选择依据进行了实例分析，包括非正常眼轴患者调整第二只眼人工晶状体度数，便于眼科同道学习和理解。

完成此书的撰写过程，也是我们学习和认识提高的过程。本书的出版，要特别感谢重庆医科大学附属第一医院眼科陈颖博士（主治医师，讲师）和张宇同学（七年制眼科研究生），空军军医大学唐都医院眼科张婕博士（主治医师，讲师），他们在本书撰写过程中给予了大力帮助和支持。本书撰写期间完成了双眼短期（间隔5天）白内障手术5374眼的临床回顾性分析，在国际上首次报道了中国单中心双眼短期白内障术后急性感染性眼内炎的数据，并对其安全性和临床可操作性提供了有价值的参考意见。同时，对双眼不同时期白内障手术房水细胞因子等成分变化进行了分析，选择同一位白内障患者的第一只眼和第二只眼手术前房水样本，使结果更加可靠和科学，提出了新的分子机制。对于如何参考第一只眼白内障手术后屈光误差，对第二只眼白内障手术人工晶状体度数的调整方案进行的前瞻性研究结果，均发表在国际眼科学杂志上（SCI收录），这些研究结果为本书的科学性和权威性奠定了坚实的基础。同时，感谢万文娟和李灿提供眼前节毒性综合征的病例照片，感谢王瑞护士长带领的团队对心理和护理干预作用的探讨。

以某人观点为书名的图书撰写形式尚属第一次的尝试，也是出版社的独具匠心，使作者更具有责任感，这就对作者提出了更高的要求。在本书撰写过程中，我们也反复多次调整书籍的结构和写作风格，并增加了我们的最新研究结果，其目的就是希望本书能为眼科同道在开展双眼手术同时或分期手术时有可以参考的理论和实践依据。

著书立说永远是一种遗憾，撰写的内容无法以偏概全，对问题的认识也会随着时间的推移和科学的进步而有所不同。作者水平有限，书中难免有错漏之处，恳请眼科同道予以谅解，并提出宝贵意见。

在此谨向所有为本书或相关研究做出贡献的老师、同道和学生们表示最诚挚的感谢！

# 目 录
## Contents

# 双眼白内障手术的概述

　　随着人口老龄化的进展，白内障发病率越来越高。权威数据表明，双眼白内障手术后带给患者的视功能和生活质量改善程度远远超越单眼白内障手术，因此，双眼同日连续白内障手术（immediately sequential bilateral cataract surgery，ISBCS）或双眼择期先后行白内障手术（delayed sequential bilateral cataract surgery，DSBCS）越来越普遍。ISBCS 在世界部分国家已经相当成熟，具有节约医疗成本和快速恢复双眼视功能的特点，而在中国却少有开展。了解 ISBCS 的施行过程有助于未来在有需求的患者中安全平稳开展 ISBCS。DSBCS 在中国开展相当普遍，但在双眼手术时间间隔的确定及如何根据第一只眼的屈光误差来调整第二只眼人工晶状体度数选择等问题上，常被眼科医师忽略。

　　尽管手术技术、人工晶状体材料及计算人工晶状体度数公式的改进，使手术前后人工晶状体度数误差越来越小，但大于 ±1.0D 的屈光误差仍达 5%。为了能更好地开展双眼白内障手术,在此章中介绍双眼白内障手术的必要性、手术模式及特点,重点探讨如何规避眼内炎及屈光误差等问题,并结合我们在此领域做的一些工作,以期在双眼白内障手术规范诊疗策略上提供临床实用的参考。

## 1. 双眼白内障手术的必要性

大部分患者单眼白内障术后裸眼视力达到 0.5 以上,能很好地满足日常生活及工作需要。然而,白内障通常是双眼发生的疾病,如果双眼白内障患者只接受单眼手术,尽管单眼手术后视力有提高,仍然会有许多困扰生活的视功能问题(如双眼抑制,包括双眼视力、对比敏感度抑制)。此外,融合和立体视功能也不能恢复到最佳状态。当第二只眼接受了白内障手术后,上述视功能明显改善,这是由于双眼视功能的特殊性造成的:当双眼拥有同等或相近视力时,双眼视力和双眼对比敏感度比任何一只眼都好,这种现象被称为双眼叠加;但是,如果其中一只眼视力受损,双眼视力和双眼对比敏感度比受损后较好的那只眼低,差距可达较好眼的 20%。

第二只眼白内障手术后改善的双眼视功能可以反映在很多生活事件(如驾驶)上。除中心视力外,立体视功能和视野也是保证驾驶安全的重要因素。数据显示,第一只眼白内障手术后,立体视功能增长了 32%,第二只眼白内障手术后,立体视功能即增长了 90%；超过 50% 的患者在第二只眼手术后水平视野增加 20°，36% 的患者在第二只眼手术后垂直视野增加。满足机动车驾驶视功能要求的患者从第一只眼术后的 52% 增加到第二只眼术后的 86%。表 1 展示了第一只眼与第二只眼白内障手术后双眼视功能的改善情况。

表 1　白内障手术后双眼视功能

| 视功能 | 第一只眼手术后（%） | 第二只眼手术后（%） |
|---|---|---|
| 同时视 | 62 | 100 |
| 融合功能 | 50 | 100 |
| 立体视 | 32 | 90 |
| 双眼驾驶视力 | 82 | 100 |
| 双眼驾驶视野 | 70 | 86 |
| 机动车驾驶标准 | 52 | 86 |

在驾驶时，由于健康、认知或其他方面的功能减退等因素（如大雾、夜间行驶和交通高峰期等情况），驾驶员会调整自己的驾驶行为以减少或避免驾驶风险，称之为驾驶员的自我调节。虽然驾驶员的自我调节对道路安全是必要和积极的，但它仍然限制了驾驶员在社会中的流动性和独立性，降低了生活质量。有研究证明，当驾驶员的双眼对比敏感度较差时，其自我调节会增加，从而与交通事故的发生风险有关。第一只眼白内障手术后，驾驶员自我调节的情况减少 70%，在第二只眼白内障手术后可减少 90%，也就是说，对于双眼白内障患者，行第二只眼白内障手术

可进一步减少驾驶员自我调节情况的 20%，而行第二只眼白内障手术后，即使与双眼白内障手术前相比，对比敏感度只有细微差别，也会显著减少驾驶员的自我调节。

白内障导致的视功能损害增加摔伤事件的发生率，而白内障手术则可以降低事件发生的概率。对于双眼白内障患者而言，第一只眼白内障手术后，摔伤风险只减少 54%，而第二只眼白内障手术后摔伤风险则减少 73%，这是因为第二只眼白内障手术后双眼视力和对比敏感度得到进一步改善，从而减少摔伤次数。

对于一些超过 70 岁的女性患者而言，尽管第一只眼白内障手术后可以减少摔伤风险，但第二只眼白内障手术并不会对摔伤事件的发生有影响，造成此种结果的原因可能是该群体存在某些因素，如脑卒中病史、低视力、直立性眩晕病史等，这些患者比白内障更容易造成摔伤。

## 2. 双眼白内障手术的施行模式和优势

### （1）双眼同日连续白内障手术

ISBCS 指在同一次手术过程中，同一名患者先后接受双眼白内障手术。在整个手术过程中，不更换手术房间。

最早一例 ISBCS 可追溯到 1952 年，使用的是白内障囊内摘除术。早期采用 ISBCS 都是患者特殊情况所致（如需要全身麻醉的儿童、手术配合度较差的老年患者），由于全身麻醉的风险和这类患者对双眼手术的需要，所以需要在一次手术过程中完成双眼白内障手术。

近三十年，ISBCS 手术模式在欧洲迅速发展，究其原因与白内障手术技术的发展、患者医学需求及社会经济因素相关。白内障摘除术从手动技术到微创超声乳化技术这一跨越式进步，使手术并发症发生率大大降低，手术时间及术后恢复时间缩短，手术效果显著提升，这些优势使白内障摘除术成为典型的日间手术，同时增加了医患双方对白内障手术的信心。白内障手术带给患者最大的益处是视功能改善，但双眼白内障手术带来的双眼视功能改善远远超越单眼白内障手术，因此双眼白内障手术成为患者的普遍需求。

人口老龄化和患者对生活质量的更高要求也使白内障手术量不断攀升，社会经济负担加重，需要一种更高效能的白内障手术模式应对逐渐增加的白内障手术量。因此，对于双眼白内障患者，何时对第二只眼实施手术以满足患者双眼视功能需求，在医疗技术允许的同时，降低社会经济负担，提高白内障手术效率，是近三十年在白内障手术领域被广泛关注的问题，能最大限度满足上述各种要求的白内障手术模式即 ISBCS。

在一些国家（如英国）预约白内障手术需要很长时间，甚至超过 1 年。在总的白内障手术预约量中，第二只眼白内障手术占 1/3。当一只眼终于完成了白内障手术，另外一只眼却需要等待很长时间才有手术机会，那么等待的这段时间，患者双眼视功能得不到有效恢复，可能影响日常生活和工作。ISBCS 手术模式能有效解决这一问题，快速重建患者的双眼视功能。

另外，白内障手术后 1 ～ 3 个月需要随访数次，如果双眼分开手术，每只手术眼都需要随访，这对患者而言是很不方便的，尤其是医疗资源紧缺的国家，但 ISBCS 手术模式就减少了一半随访次数。ISBCS 手术模式明显降低医疗耗费，这些降低的医疗费用中含有省去重复的第二只眼术前检查、减少的护理费、术后随访次数、误工时间等。有研究专门比较了 ISBCS 和 DSBCS 之间的医疗及相关耗费的差距，发现 ISBCS 比 DSBCS 节省 14% 的费用。总而言之，ISBCS 能最快地满足患者双眼视功能的需求、更方便患者快速恢复正常生活及降低医疗耗费。

### （2）双眼择期先后行白内障手术

目前，DSBCS 是双眼白内障手术的主流模式，指同一名患者先后接受双眼白内障手术之间存在的时间间隔，这个时间间隔可以是几天、几周或几个月。这就意味着患者在接受完第一只眼手术后离开医院，然后因第二只眼手术再回到医院，所以两只眼的手术过程是完全独立的。

DSBCS 通常在第一只眼手术稳定后或视功能改善的基础上再行第二只眼手术，安全性和医患双方的接受性都非常好，并且第二只眼人工晶状体度数的选择可以根据第一只眼的屈光误差调整，对于双眼长眼轴、短眼轴和屈光要求较高的患者更加适合。

当双眼手术间隔时间缩短为数日时，DSBCS 也在一定程度上兼具了 ISBCS 的优点。

## 3. 双眼同日连续白内障手术与双眼择期先后白内障手术的开展现状

　　ISBCS 和 DSBCS 在世界各国受青睐的程度迥然不同。一些国家和地区非常支持 ISBCS，使其发展较快。早在 1996 年的芬兰，ISBCS 作为常规手术模式就已经很普遍了，目前很多医院有 40%～60% 的双眼白内障患者行 ISBCS。在西班牙的加那利群岛受到政府支持，80% 的白内障手术采用 ISBCS，西班牙政府还发布了一项回顾性报告：作为一项白内障患者可选择的手术方式，ISBCS 和传统的 DSBCS 一样，安全且有效。在加拿大的安大略，从 2003—2004 年到 2009—2010 年，在白内障手术总量增长 40% 的前提下，ISBCS 从 1.02% 增长到 2.63%。澳大利亚也鼓励 ISBCS，如果医师施行 ISBCS，除了可以获得政府支付的 ISBCS 费用，还将额外获得第二只眼医疗保险费用的 50%，某种程度上，这是政府补偿医师未给患者施行 DSBCS 而节约的医疗费用。到 2009 年，已经有 10% 的欧洲白内障与屈光手术协会会员在施行 ISBCS，施行 ISBCS 比例最高的国家是芬兰。此外，奥地利、中国、伊朗、土耳其、南非、韩国、马来西亚、印度和波兰的医师也愿意选择 ISBCS。

也有一些国家并不支持 ISBCS。如美国，不仅不支持 ISBCS 甚至持反对态度，如果医师施行了 ISBCS 将受到经济上的惩罚，这是因为美国眼科医师协会从医学安全的角度考虑，ISBCS 有可能导致双眼同时发生眼内炎和屈光意外的并发症。在以色列和日本，眼科医师不会得到 ISBCS 中第二只眼医疗保险支付的费用。英国的部分医疗保险对 ISBCS 中第二只眼费用仅支付第一只眼的 80%，实际上常常只有 40%。

从全世界范围来看，双眼白内障的主流手术模式仍然是 DSBCS，目前在世界上约 70%（仅美国约 80%）的手术医师选择行 DSBCS，而不是行 ISBCS。尽管 ISBCS 比 DSBCS 能更快满足患者双眼视功能要求，更经济，但患者安全是各国卫生系统首要考虑的因素。虽然 ISBCS 术后双眼同时发生的眼内炎都是零星报道，但后果却可能是灾难性的。此外，ISBCS 术毕，推荐双眼前房注射抗生素预防眼内炎，然而世界各国的很多医师并不支持常规白内障术毕行前房注药预防感染，以避免细菌耐药的现象，所以对于提倡双眼同时注药的 ISBCS 更加持保守态度。

综上所述，中国施行 ISBCS 的比例还是较低，以规避双眼同时出现的并发症，接受 ISBCS 的患者主要是需要全身麻醉的患者。另外，中国白内障手术预约时间仅短短数天，甚至无须等待，患者完全不必担心第二只眼手术会遥遥无期，所以绝大多数患者也不会接受 ISBCS 这种"一蹴而就"提升双眼视功能的手术模式，毕竟每一位患者在手术前都担心出现并发症，对术后效果也不确定。所以，患者更愿意在一只眼手术后感受到视力提高，再考虑接受另一只眼手术。DSBCS 是中国白内障手术的普遍模式，而DSBCS手术间隔时间才是中国医师更为关注的问题。

# 双眼白内障手术需要关注的问题

一直以来，白内障手术在安全性方面最让眼科医师关注的并发症为感染性眼内炎，因其后果常常是灾难性的，因此在各个相应环节加以避免。眼前节毒性综合征（toxic anterior segment syndrome，TASS）的部分严重病例因在临床表现与感染性眼内炎易于混淆，也应受到眼科医师的重视。随着白内障手术技术的长足进步，如何减小屈光性误差已经成为白内障医师精益求精的不懈追求。在此，结合我们的工作，探讨 ISBCS 和 DSBCS 两种双眼白内障手术模式中的眼内炎和屈光误差问题及其防治措施。

## 4. ISBCS 的眼内炎

尽管优点众多，但至今 ISBCS 仍未推广的一个重要的原因，就是许多眼科医师认为其可能增加术后双眼眼内炎的风险。眼内炎是白内障术后最严重的并发症，根据致病菌和病程长短可表现为急性或慢性反应。白内障手术后急性感染性眼内炎的发生率在发达国家为0.012%～0.053%，中国大型眼科机构调研显示发病率约为0.033%，在中国小型眼科机构调研显示发病率增至0.11%，联合白内障手术（如白内障联合青光眼手术、角膜手术、玻璃体视网膜手术）术后急性感染性眼内炎的发生率高于单纯白内障手术。

有报道显示，白内障术后6周以后发生的感染为迟发性眼内炎，发病率约为0.017%。因此，如何采取有效措施预防眼内炎的发生非常重要。作为白内障术后严重的并发症之一，眼内炎会导致患者视力大幅度丧失，甚至失明。从数据上看，眼内炎发病率较低，但在ISBCS中却出现了双眼同时眼内炎的报道，这也是ISBCS最受争议之处。因此，美国眼科医师协会并不认可ISBCS，只将DSBCS作为双眼白内障患者的标准治疗流程。

到目前为止，仅有两项白内障手术指南支持ISBCS的应用，分别由国际双眼白内障手术医师学会和英国皇家眼科学院发布。尽管许多眼科医师不愿选择ISBCS的原因主要是术后双眼眼内炎的风险，但迄今为止，ISBCS发生双眼同时眼内炎有4例（表2）。分析原因，主要是双眼手术过程中没有更换手术铺巾或共用灌注液、粘弹剂、手术器械等。因此，ISBCS手术最重要的是手术流程过程中对眼内炎的控制。

### 表 2 ISBCS 后双眼同时眼内炎病例

| 文献 | 患者 | 风险因素 | 最终视力 |
|---|---|---|---|
| Benezra and Chirambo | 没有数据 | 白内障手术前患痢疾及败血症；双眼手术器械是同一套器械，没有再次消毒 | 手动 |
| Ozdek et al. | 70 岁 / 男性 | 相同的灌注液；两套手术器械均是瞬时灭菌；没有抗生素预防措施 | 20/50；20/40 |
| Kashkouli et al. | 67 岁 / 男性 | 双眼手术器械是同一套器械 | 视力下降 |
| Puvanachandra and Humphry | 81 岁 / 女性 | 双眼手术器械是同一批次瞬时灭菌消毒 | 双眼 6/9 |

为尽可能避免眼内炎，国际双眼白内障手术医师学会规定：ISBCS 手术过程中，任何一眼的手术流程必须与单眼白内障手术流程一致，即在双眼手术之间更换所有的手术铺巾、器械、灌注液、粘弹剂，手术医师及助手等相关人员更换手术衣、手套等，重新对术野消毒，这也是 ISBCS 术中预防双眼同时感染最重要的措施。至今为止，双眼同时感染眼内炎的报道均发现手术中有违反这一规定。为了使双眼手术流程更加独立，甚至有医师认为，ISBCS 过程中需消毒的双眼手术用品应该分开，用不同消毒批次消毒，粘弹剂、灌注液等最好来自不同的公司或至少相同公司的不同批次。如果在第一只眼手术的同时，第二只眼手术用品台面已由巡回护士在准备，此时准备第二只眼手术用品台的位置应该远离正在手术的第一只眼位置，这些要求很多是需要护士在手术过程中承担的，这也无形中增加了护士的工作量。

围手术期使用抗生素滴眼液及术前聚维酮碘结膜囊消毒已被证实是最有效的预防白内障术后急性感染性眼内炎的措施，现已升级为国家医疗标准，而术毕前房注射抗生素的安全性和有效性一直是白内障术后急性感染性眼内炎预防的热点问题。白内障手术过程中是否使用及使用何种抗生素进行前房注射作为预防术后眼内炎措施一直备受争论。

对于 ISBCS，这一措施是毋庸置疑的。

### （1）头孢呋辛

头孢呋辛是使用最普通的前房注射抗生素，已有数据显示术毕前房注射头孢呋辛可显著降低白内障术后急性感染性眼内炎的发生率，对术中合并晶状体后囊膜破裂的患者同样安全有效。但其缺点是对肠球菌、假单胞菌类及肠杆菌科类细菌缺乏活性，对耐甲氧西林金黄色葡萄球菌和表皮葡萄球菌活性较低，而凝固酶阴性的葡萄球菌对其抵抗性也逐渐增加。一项来自瑞典的基于 464 996 台白内障手术前瞻性流行病学研究显示，肠球菌和凝固酶阴性的葡萄球菌感染占眼内炎病例的 57%，这一结果又在随后两年的 692 786 台白内障手术中发生的眼内炎分析中被肯定。正因为对这些眼内炎病原学分析发现头孢呋辛的前房注射使用可能是导致这些眼内炎发生的原因：当敏感菌被头孢呋辛杀死时，耐药菌才得以繁殖。所以，瑞典医师在施行 ISBCS 时，在 1mg 头孢呋辛中添加 100µg 氨苄西林作为前房注射的药物。

### （2）万古霉素

万古霉素对肠球菌、凝固酶阴性的葡萄球菌等革兰阳性细菌均有强大的抗菌活性。国际医院感染控制委员会建议，万古霉素作为前房注射预防用药仅用于对 β- 内酰胺类抗生素有严重过敏的患者，而不用于常规患者。2013 年，欧洲白内障与屈光手术协会指南建议万古霉素可以作为耐甲氧西林金黄色葡萄球菌和表皮葡萄球菌眼内的治疗用药，但是不作为前房注射预防用药。多数医师认为，如果将这种对多重耐药菌敏感的强大抗生素作为常规预防用药使用有可能导致细菌对其耐药。最近的报道显示，前房注射万古霉素可能导致出血性闭塞性视网膜血管炎，一半的患者继发了新生血管性青光眼，大部分患者最终视力低于 0.1，且这个现象可能延迟到术后几周出现，引发眼科医师的高度关注。

### （3）莫西沙星

莫西沙星对于眼内炎的病原菌具有广谱抗菌活性，与头孢呋辛相比，有更少的细菌耐药性，更不容易过敏，更容易稀释配制。它被认为是目前最合适的白内障手术预防性抗生素滴眼液。近期，发表在 *Ophthalmology* 杂志上的一项包含 60 万例临床样本的多中心研究发现，术毕前房注射莫西沙星可以显著降低白内障术后急性感染性眼内炎的发生率，应用对象包括无缝线小切口白内障手术、白内障超声乳化术及术中并发后囊膜破裂的患者。2018 年 10 月召开的美国眼科医师协会会议报道，包含 150 万病例的回顾性分析显示：前房注射莫西沙星使眼内炎总体发生率降低 3.5 倍，超过 2.2 万并发后囊膜破裂的患者术后眼内炎发生率降低，更加支持莫西沙星作为一种廉价方便的抗生素对并发术中后囊膜破裂具有高风险白内障术后急性感染性眼内炎患者的预防使用。

对前房注射抗生素的比较发现，前房注射头孢呋辛或莫西沙星可以降低眼内炎的发生率，在标准剂量时毒性最小或无毒性，且单独前房注射抗生素和前房注射抗生素联合局部抗生素的效用无差异。在临床应用中，头孢呋辛剂量需配制 1mg/0.1ml 平衡盐溶液，罕见的剂量错误将导致严重毒性，虽然欧盟上市了可直接注射的商品化产品，但因价格昂贵未在市场广泛推广。万古霉素因其免疫反应及出血性闭塞性视网膜血管炎的并发症不作为首要选择。莫西沙星具有广泛的抗菌活性，对青霉素、头孢过敏的患者是安全的，可直接使用无防腐剂的滴眼液，操作最为简单。

一篇关于 ISBCS 术后眼内炎的荟萃分析显示，在 95 606 只眼中，眼内炎发生率为 0.017%，没有双眼同时发生眼内炎而只有单眼眼内炎，其中 23 847 只眼没有使用前房抗生素注射，眼内炎发生率为 0.05%；71 759 只眼使用过前房抗生素注射，眼内炎发生率低至 0.007%。欧洲白内障与屈光手术协会报道了前瞻性多中心非 ISBCS 模式的白内障术后眼内炎数据，前房注射抗生素眼内炎的发病率为 0.05%，没有预防性注射的高达 0.3%。对比 ISBCS 和非 ISBCS 模式眼内炎发病率，ISBCS 眼内炎发病率明显要低：原因一，可能跟 ISBCS 更多地使用前房注射抗生素有关。原因二， ISBCS 一旦第一只眼出现并发症（如后囊膜破裂），第二只眼手术就很可能被延迟，导致 ISBCS 流程取消，后囊膜破裂是眼内炎发生的高危因素，恰巧这只后囊膜破裂的眼发生眼内炎，患者没有施行 ISBCS，这只发生感染的眼也被排除在 ISBCS 眼内炎发病率统计之外，自然降低了 ISBCS 眼内炎的发病率。原因三，ISBCS 由有经验的眼科医师施行，术中更加坚持无菌原则，因此术后眼内炎发生率比单眼手术和 DSBCS 更低。总而言之，目前并无大样本数据支持 ISBCS 会增加双眼发生眼内炎的风险。

## 5. DSBCS 的眼内炎

DSBCS 存在双眼手术时间间隔，可以降低双眼同时并发症的风险。通常认为第一只眼术后达到医学上的稳定状态即可行第二只眼手术。眼内炎作为白内障术后重点关心的安全问题成为 DSBCS 中双眼间隔时间的参考。尽管急性眼内炎规定为术后 6 周发生的感染，但现在报道的平均发病时间为术后 7 ~ 13 天，所以国外多数医师在第一只眼术后 4 周施行第二只眼手术。

在中国不同的医院，甚至同一家医院里不同的医师，在施行 DSBCS 手术时，间隔时间都有所不同。部分保守的医师会选择间隔 1 个月，留出相对充足的时间观察第一只眼术后是否发生眼内炎，同时也可以观察黄斑水肿、视网膜病变等并发症。另有部分医师把这个时间间隔进一步缩短到 1 周，是考虑到相对多数的急性眼内炎发生时间为术后 2～7 天。目前大量的医师将这个时间间隔缩短为 1 天，甚至就在第一只眼术后的第 2 天就施行第二只眼手术，但前提是第一只眼手术过程中无严重并发症，术后第 1 天的检查也较满意。但较短的时间间隔并未给大多数的眼内炎留出观察时间，很可能在第二只眼手术完成后才发现第一只眼有眼内炎表现。这种情况下，医师会担心另外一只眼也会发生眼内炎，即双眼眼内炎。

针对这一问题，我们连续 5 年统计了我院双眼间隔时间在 5 天内完成的 2687 例患者（共 5374 只眼）的 DSBCS 手术，在这些手术中有超过一半患者的第二只眼手术是在第一只眼术后 2 天内完成的，结果未发现有双眼同时发生眼内炎的情况（图 1）。我们认为，主要原因是两台手术是完全独立的，手术所用的器械是经过不同批次的消毒循环，使用不同的灌注液、粘弹剂，独立的术野消毒及铺巾。我们认为，DSBCS 中严谨的手术流程是保证不发生双眼眼内炎的重要原因。第一只眼术后是否留出充足时间观察眼内炎征象这一医疗行为在避免短时间间隔的 DSBCS 手术出现双眼眼内炎中并不重要。当然，这一结论是基于单中心的回顾性数据，还需要大量的、多中心的数据加以肯定。我们的数据仅是一定程度上说明短期的 DSBCS 不增加双眼眼内炎的风险，但并不等于支持短期 DSBCS 手术。

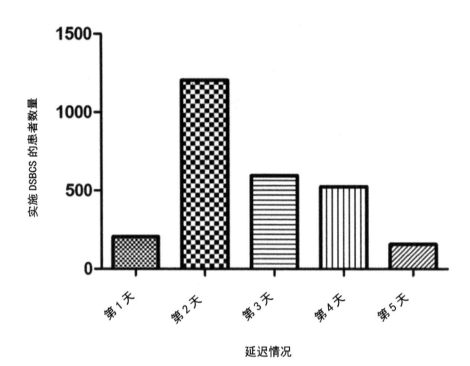

图 1 5374 只眼白内障手术第二只眼与第一只眼手术间隔时间分布情况

（数据引自：Chen Y，Zhang Y，Li X，et al. Incidence of acute-onset endophthalmitis after separate bilateral cataract surgeries less than 5 days apart. BMC Ophthalmol，2019，19（1）：32.）

我们的数据还反映了一个有趣的现象，在 2687 例患者的 5374 只眼中，发现眼内炎共 5 例，均是第一只眼手术感染（表3）。分析原因可能与双眼接受预防性抗生素眼液点眼的时长不一样有关。由于患者基本都在术前一天入院，开始抗生素点眼，所以第一只眼经历约 1 天的抗生素预防点眼，而第二只眼至少是 2 天以上的抗生素点眼，这可能导致第二只眼结膜囊细菌少于第一只眼，第二只眼术后结膜囊细菌经过主切口进入到前房的概率就会低于第一只眼，导致感染的概率也会相对小于第一只眼。另外，第一只眼手术时间比较匆忙，在泪道冲洗的时间上是否存在问题（原则上泪道冲洗患者当日不建议手术），是否存在泪道冲洗后结膜囊内条件致病菌浓度的增加，可能增加了第一只眼手术后的感染概率，而非第二只眼。

表 3　5374 只眼中 5 例双眼白内障术后眼内炎的临床资料

| 患者 | 术后诊断时间（天） | 双眼手术间隔时间（天） | 诊断眼内炎时视力（logMAR） | 治疗（玻璃体腔注药） | 微生物培养结果 | 最终视力（logMAR） |
|---|---|---|---|---|---|---|
| 1 | 5 | 4 | 0.3 | PPV/IM (V, C, D) | 阴性 | 0.6 |
| 2 | 31 | 2 | 1 | PPV/IM (V, C, D) | 阴性 | 1 |
| 3 | 19 | 3 | 0.92 | IM (V, C, D) | 阴性 | 0.3 |
| 4 | 30 | 3 | LP | PPV/IM (V, C, D) | 耐甲氧西林凝固酶阴性葡萄球菌 | HM |
| 5 | 3 | 2 | CF | IM (V, C, D) | 表皮葡萄球菌 | 0.3 |

注：C = 头孢他啶；CF = 数指；D = 地塞米松；HM = 手动；IM= 玻璃体腔注射药物；LP = 光感；PPV = 经平坦部玻璃体切除术；V = 万古霉素。

眼内炎防治专家共识：白内障围手术期使用氟喹诺酮类或氨基糖苷类抗生素每天 4 次，术前 1 ～ 3 天开始使用，术后 1 ～ 2 周结束。鉴于氟喹诺酮类眼内穿透性较强，推荐用氟喹诺酮类滴眼液。但基于上述短期 DSBCS 发现的眼内炎特点，我们推荐：如果没有条件前房注射抗生素预防感染，那么最好在术前 3 天进行抗生素点眼，而且双眼使用的药瓶最好能分开。术前 1% 或低于 5% 的聚维酮碘结膜囊消毒是一致认可的必要措施；术毕前房注射 10g/L 头孢呋辛 0.1ml 是预防白内障摘除手术后眼内炎的有效方式，当怀疑头孢菌素过敏反应时，可考虑注射 1g/L 莫西沙星 0.1ml 或 5g/L 莫西沙星 0.05ml；当玻璃体出现炎性混浊，患者视力为光感、更差或呈进行性下降时，或者玻璃体内注射抗生素无法有效控制病情时，建议采用玻璃体切除手术。

### （1）白内障术后急性细菌性眼内炎

【病例摘要】患者，男，53 岁，右眼行白内障超声乳化人工晶状体（intraocular lens, IOL）植入术，术后视力恢复达 0.9，患者满意。但术后 1 周视力迅速下降，当地医院增加局部抗生素点眼频次，结膜下注射妥布霉素，但视力继续下降，玻璃体腔注射头孢他啶（因当地医院无万古霉素），迅速转至上级医院。眼前节情况（图 2）示前房积脓，人工晶状体位置可，瞳孔圆，光反射迟钝。眼部 B 超显示玻璃体腔内中低度回声（图 3）。

【临床治疗】诊断为白内障术后急性细菌性眼内炎。立即行玻璃体腔注射万古霉素 1mg/0.1ml。期间准备手术，6 小时后前房积脓明显减少，渗出减少（图 4）。立即行玻璃体切除术，见玻璃体腔内大量灰白色脓苔，与视网膜表面黏附，视网膜色灰，水肿明显，局限性出血，前房灌洗，人工晶状体囊袋内充分灌洗，注入硅油，未取出人工晶状体（图 5）。术后第 10 天眼底像见图 6，眼前节见图 7，眼部 B 超和 OCT 见图 8。验光视力：右眼 + 3.5DS/ + 0.75DC×165=0.02（0.01），左眼 − 1.00DC×95=0.9

（0.7）。术前抽出的房水和玻璃体液细菌学检查：耐甲氧西林表皮葡萄球菌，对万古霉素高度敏感。术后常规予以左氧氟沙星眼液、糖皮质激素眼液等点眼。术后 6 个月眼前节和眼底照片见图9，取硅油（图 10），患者手术眼最佳矫正视力为 0.6（图 11）。

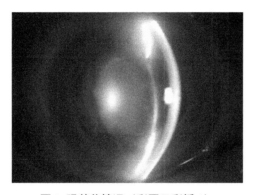

图 2 眼前节情况（彩图见彩插 1）

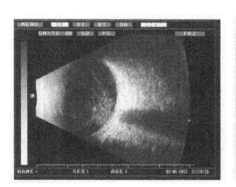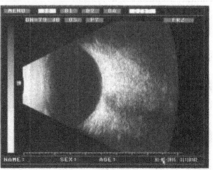

图 3 眼部 B 超显示

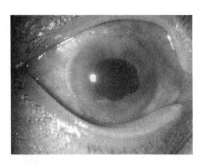

图 4 玻璃体腔注射万古霉素后 6 小时眼前节情况（彩图见彩插 2）

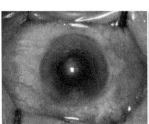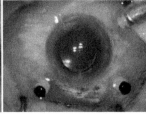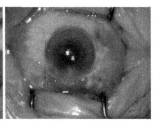

图 5 注入硅油后未取出人工晶状体手术视频截取（彩图见彩插 3）

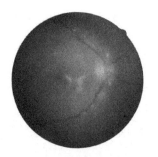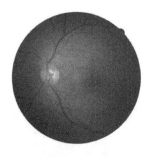

图 6 术后第 10 天眼底像（彩图见彩插 4）

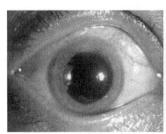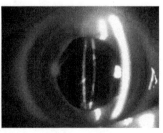

图 7 术后第 10 天眼前节情况（彩图见彩插 5）

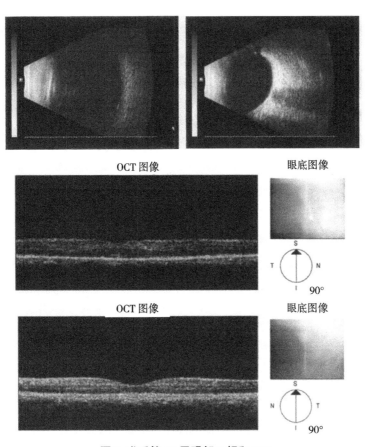

图 8 术后第 10 天眼部 B 超和 OCT

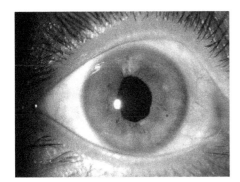
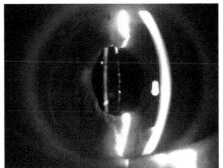

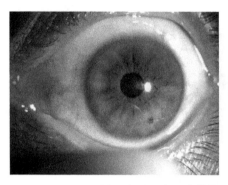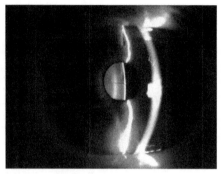

图9 术后6个月眼前节和眼底像（彩图见彩插6）

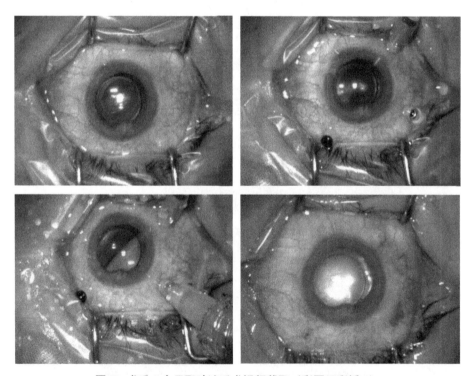

图10 术后6个月取硅油手术视频截取（彩图见彩插7）

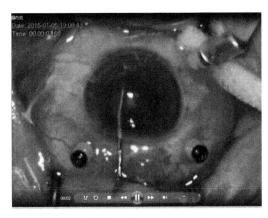

**图 11 患者手术视频截取（扫描二维码可见）**

【病例解析】本例为典型的白内障术后急性细菌性眼内炎。发生眼内炎的危险因素：①术前：眼附属器感染、免疫障碍性疾病、糖尿病、二期 IOL 植入、长期激素使用等；②术中：未充分消毒、手术时间长、透明角膜切口、IOL 缝线固定、玻璃体脱出等；③术后：术后切口破损、切口渗漏或裂开、手术切口残留玻璃体、不充分的缝线埋入或缝线拆除、虹膜玻璃体嵌顿等。

规避发生眼内炎的关键是及时确诊和正确的治疗。玻璃体手术是眼内炎最有效的治疗手段。为了兼顾眼内炎的控制和 IOL 保留，需要决定是否取出 IOL，既有利于控制眼内炎，又为患者后续的治疗提供保障，这个问题取决于眼内炎的严重程度、IOL 对于眼后节手术的影响等情况。本例对眼内炎及时发现并确诊，眼内注射万古霉素和头孢他啶，在玻璃体手术前争取了时间。玻璃体手术完成彻底，并保留了人工晶状体，为患者预后提供了有益的保障。

### （2）角巩膜缘小切口无缝线白内障摘除联合非折叠 IOL 植入术

【病例摘要】患者，女，72岁，于2010年4月24日右眼行角巩膜缘小切口无缝线白内障摘除联合非折叠 IOL 植入术，手术顺利，术后15天，突然视力下降至光感，即刻转院并行玻璃体切除手术。

术前：眼前节像（图12）角巩膜切口哆开。眼部 B 超示玻璃体腔内呈团状中低回声（图13）。

术中：眼前节情况（图14），20G 玻璃体手术（图15）。

术后：半年硅油眼底图（图16）可见黄斑区视网膜前膜明显。硅油下黄斑前膜剥离术手术（图17）。3个月后行玻璃体腔硅油取出手术（图18）。最佳矫正视力最终恢复至0.05。

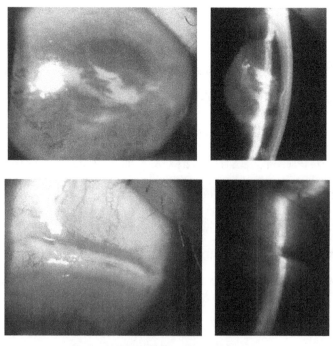

图 12 术前眼前节像（彩图见彩插8）

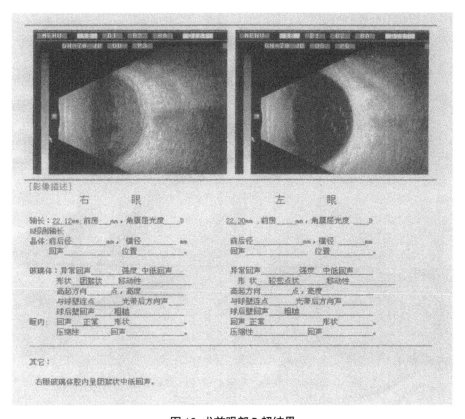

图 13 术前眼部 B 超结果

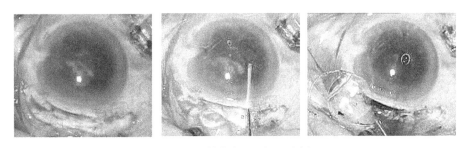

图 14 术中眼前节像（彩图见彩插 9）

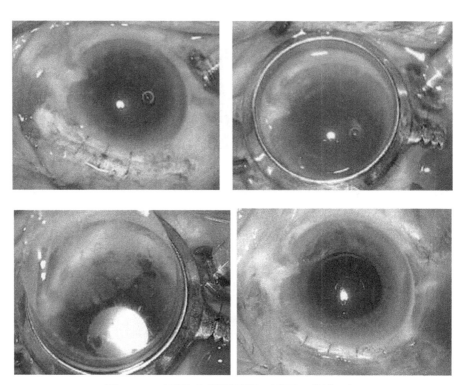

图 15 20G 玻璃体手术视频截取（彩图见彩插 10）

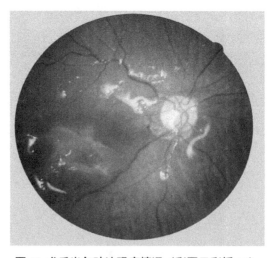

图 16 术后半年硅油眼底情况（彩图见彩插 11）

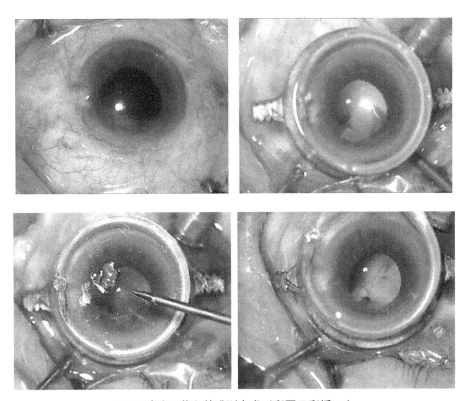

图 17 硅油下黄斑前膜剥离术（彩图见彩插 12）

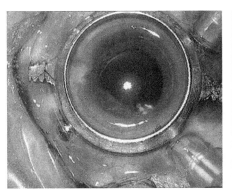 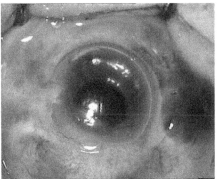

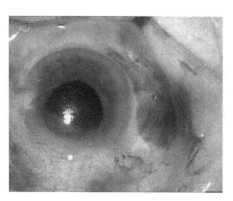

图18 3个月后行玻璃体腔硅油取出手术视频截取（彩图见彩插13）

【病例解析】角巩膜缘小切口无缝线白内障摘除联合非折叠 IOL 植入术，是基层医疗单位仍然使用的方法。由于医疗设备限制，硬性人工晶状体较廉价，常采用角巩膜缘小切口无缝线方式，但 IOL 的直径 5.5mm，切口不缝合，密闭差是导致眼内炎的罪魁祸首，也是白内障术后眼内炎较常见的危险因素。

### （3）双眼先后行白内障超声乳化手术

【病例摘要】患者，女，62 岁，糖尿病病史 15 年，血糖控制不稳定，患者拟手术提高视力，于 2017 年 10 月先行右眼白内障超声乳化手术联合 IOL 植入术，术后第 2 天行左眼白内障超声乳化手术，但术后第 7 天，突然右眼视力下降，在当地诊断为白内障术后眼内炎，遂行玻璃体腔注射万古霉素和头孢他啶，但并未控制炎症，再次行前房万古霉素稀释液灌洗，角膜水肿，切口闭合困难，视力下降至光感，即刻转院并行玻璃体切除手术。

图 19 显示玻璃体手术中眼前节的视频截图像。玻璃体切除

联合硅油填充术毕手术照片（图 20）。术后 1 周眼前节裂隙照相（图 21）。术后 1 个月眼前节裂隙照相（图 22）。术后半年取硅油手术视频截图（图 23）。

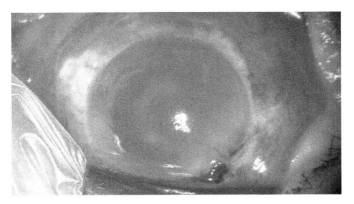

图 19 玻璃体手术中眼前节视频截取（彩图见彩插 14）

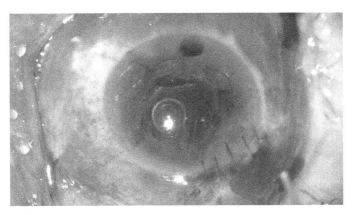

图 20 玻璃体切除联合硅油填充术毕手术照片（彩图见彩插 15）

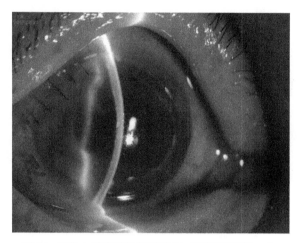

图 21 术后 1 周眼前节裂隙照相（彩图见彩插 16）

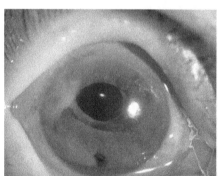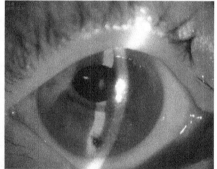

图 22 术后 1 个月眼前节裂隙照相（彩图见彩插 17）

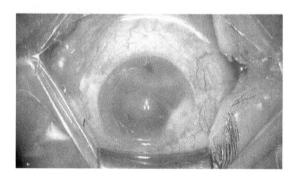

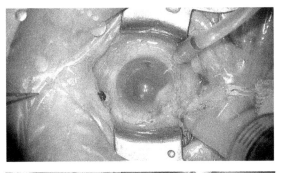

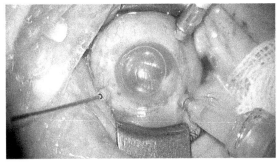

**图 23 术后半年取硅油手术（彩图见彩插 18）**

【病例解析】双眼先后行白内障超声乳化手术，双眼间隔仅1 天，但第一只眼手术后发生了白内障术后急性细菌性眼内炎，而不是第二只眼。由于糖尿病病史，血糖控制不佳，是眼内炎的高危因素。同时，治疗不够及时，眼部情况差，预后不良。

**（4）双眼先后行白内障超声乳化手术**

【病例摘要】患者，女，73 岁，全身无特殊疾病和既往病史，于 2018 年 4 月先行左眼白内障超声乳化手术联合 IOL 植入术，术后第 2 天行右眼白内障超声乳化手术。术后第 10 天，突然左眼视力下降，前房 KP++，房闪 ++，即刻行左眼玻璃体切除联合硅油填充，未取出 IOL。术后患者长期眼干，眼痛不适，视物模糊。术后 2 个月复查左眼结膜充血，角膜透明，前房深度正常。上方可见硅油小滴，IOL 位正，玻璃体腔硅油填充，视网膜平复。眼压：右眼 12mmHg，左眼 14mmHg。矫正视力：右眼 − 1.25/ − 1.25×90=0.3，左眼 +0.75/ − 3.50×75=0.02。硅油填充 3 个月后取硅油，取硅油术后 1 个月复查（图 24），视力右眼 − 0.75/ − 1.50×95=0.6(0.5)， − 1.00/ − 1.50×95=0.2$^+$(0.08)，眼压：右眼 13mmHg，左眼 13mmHg。

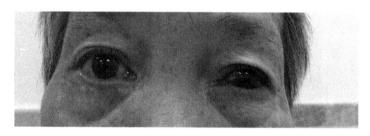

图 24 患者左眼玻璃体切除联合硅油填充

【病例解析】患者虽然无全身代谢性疾病，双眼先后行白内障超声乳化手术，但双眼手术间隔仅 1 天，第一只眼发生了白内障术后急性细菌性眼内炎，不是第二只眼。在大样本的 5374 眼双眼白内障手术回顾分析中（*BMC Ophthalmology*，2019），也同样有 5 例眼内炎均发生在第一只眼。本例由于治疗及时，除眼表情况外，预后尚可。

## 6. 眼前节毒性综合征

眼前节毒性综合征 （toxic anterior segment syndrome，TASS），是内眼手术后发生于眼前节的无菌性眼内炎症，最常见于白内障手术后，偶有报道发生于角膜手术及眼后节手术。印度 Aravind 眼科医院对 26408 例白内障术后患者进行回顾分析发现 TASS 的发病率为 0.22%（60 例），是目前关于 TASS 发病率报道中纳入病例数最多的研究。在所有报道的 TASS 病例中，相当一部分是丛聚式爆发。

　　TASS 可发生于术后 24 小时以内至术后数月，主要临床表现：眼红、眼痛，角膜水肿，角膜后沉着物，前房闪辉及细胞，前房纤维素渗出，重者可有前房积脓，前部玻璃体混浊，反应性黄斑水肿等（图 25）。TASS 炎症程度轻重不一，上述临床征象取决于炎症程度。来自日本的 2 个关于 TASS 的大样本（$n$ = 251，$n$ =147）病例研究显示，前房闪辉、细胞及纤维素渗出是最常见的体征，而前房积脓、玻璃体混浊和反应性黄斑水肿发生病例不到 25%。临床医师需要注意：由于白内障手术后常规使用类固醇药物点眼，这可能掩盖某些 TASS 的临床表现，在停用类固醇药物后，TASS 又再次表现出来。

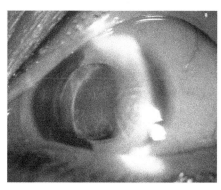
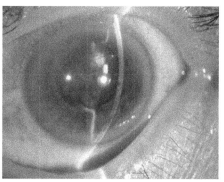

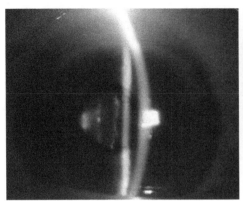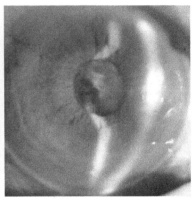

图 25 轻度结膜混合充血（彩图见彩插 19）

### （1）TASS 常见原因

TASS 发生与多种进入眼前房物质的毒性作用有关，一旦怀疑 TASS，最重要的就是进行全面仔细的调查以明确原因。调查范围需要重点关注：手术器械、粘弹剂、药物、手术铺巾及消毒设备。遗憾的是，尽管进行了全面排查，有时也常难以明确诱因。

美国白内障及屈光手术协会（American Society of Cataract and Refractive Surgery，ASCRS）认为手术用物清洗不规范是 TASS 最常见的原因，包括冲洗手套不彻底、使用酶性清洗剂（含不能被灭活的类毒素）、超声清洁机等。酶性清洗剂会残留在手术用物上，且在 140℃ 以下不能被灭活，而大多数的卡式高压蒸汽灭菌器的温度只能达到 138℃。有研究报道，酶性清洗剂对动物角膜内皮细胞的毒性呈剂量依赖。所以，ASCRS 推荐避免使用酶性清洗剂。

此外，使用环氧乙烷气体消毒管道也可能诱发 TASS。高压蒸汽灭菌器的储物箱还可能被细菌生物膜污染，这种细菌生物膜能产生对热稳定的内毒素，从而在高压灭菌过程中持续污染手术用物。

前房注射时需要注意药物对角膜内皮的毒性及是否诱发 TASS。药物本身的成分、药物保存剂、稀释溶剂、pH 异常、药物渗透压高等因素都是诱发 TASS 的因素。有研究报道，12 例 TASS 的丛聚式爆发是由于术中使用的平衡盐溶液 pH 低于 6。一些眼科常用的药物，包括肾上腺素、头孢呋辛、利多卡因、贝伐珠单抗被发现含有自由基，这些自由基能诱导剂量依赖的细胞损伤。最近研究发现，1% 的盐酸利多卡因和 5% 的肾上腺素因含有 10% 的苯扎氯铵导致了严重的 TASS，最终角膜内皮失代偿。

使用吲哚菁绿和台盼蓝染色晶状体囊膜被认为是提高环形撕囊过程中晶体囊膜可见度的安全且有效的方式。但有报道发现这些染料在配置过程中却有可能被污染而导致 TASS。此外，动物实验证明，吲哚菁绿对前房内组织也有毒性，浓度越高，暴露时间越长，术后形成类似 TASS 的炎症反应就越重。

粘弹剂的污染和变性也是导致 TASS 的因素。粘弹剂在生产过程中可能被细菌内毒素污染。曾有内毒素污染导致 15 例 TASS 爆发的报道。粘弹剂还可能残留在手术器械上，在清洗过程中没能处理干净，反而变性成为毒性物质。在运输和保存过程中，粘弹剂也有可能发生变性而诱发 TASS。

人工晶状体在生产过程中被重金属（如铝）污染也可能是导致 TASS 的因素。

患者自身的某些因素是 TASS 高风险的原因。在 TASS 患者中，2 型糖尿病、系统性高血压、高脂血症、慢性贫血性心脏病、慢性肾功能衰竭的患者比例明显较高。

### （2）TASS 鉴别诊断

从 TASS 临床表现可以看出，最容易混淆的并发症为感染性眼内炎，为明确诊断造成一定难度。尽管典型的 TASS 多发生于术后 24 小时以内，但亚急性或迟发性 TASS 病例也屡有报道。以下简单总结了亚急性或迟发性 TASS 与感染性眼内炎的临床鉴别要点（表 4）。

表 4 亚急性或迟发性 TASS 与感染性眼内炎的鉴别诊断

|  | 亚急性或迟发性 TASS | 感染性眼内炎 |
| --- | --- | --- |
| 原因 | 进入前房的非感染性因素导致 | 进入前房的感染性因素导致 |
| 发病时间 | 术后超过 48 小时发生，7 ～ 15 天多见 | 术后 3 ～ 7 天多见 |
| 体征 | 局限于眼前节，前房细胞一般较少，绝大部分患者没有前房积脓，玻璃体几乎不受累 | 不仅局限于眼前节，前房细胞显著，甚至前房积脓，玻璃体受累明显 |
| 治疗 | 激素治疗有效 | 抗生素治疗有效 |
| 病原菌培养 | 阴性 | 阳性 |

### （3）TASS 治疗及预后

TASS 需要局部或全身给予类固醇药物才能缓解，对抗菌药物无效。由于细菌性眼内炎对眼组织造成的严重损害，所以大多数白内障术后异常炎症，在被明确是否是感染导致之前，都被当作感染性眼内炎处理。对于轻中度 TASS，可以局部使用 1% 的泼尼松龙滴眼液或 0.1% 的地塞米松滴眼液。当效果不明显时，可以结膜下注射地塞米松。对于严重的 TASS 病例（如伴有前房纤维素渗出或前房积脓），推荐口服 40mg 泼尼松。有眼痛症状的患者可以局部使用非甾体抗炎药。由于 30% 的细菌性眼内炎患者眼内液培养为阴性，所以玻璃体腔内注射推荐使用广谱抗生素（如注射莫西沙星），尤其是当 TASS 和细菌性眼内炎不能区分时。当前房纤维素渗出较多时，也可考虑前房注射重组组织型纤维蛋白溶酶原激活剂（25μg/0.1ml）。治疗过程中密切随访患者观察治疗效果，如果炎症反应没有减轻，医师视情况决定是否手术干预（如前房灌洗、玻璃体切除及人工晶状体取出）。Ohika 和 Suzuki 报道的 TASS 病例中，分别有 29.3% 和 43.4% 的患者需要不同方式的手术干预。

轻中度的 TASS 通常不遗留任何并发症就能缓解。对于严重的 TASS 病例，快速有效的炎症控制有利于保护眼组织免受永久性损伤。但即便治疗及时有效，TASS 仍然会造成一些永久性眼组织损害（如内皮细胞密度减少、六角形细胞比例降低）。少数严重的 TASS 则造成角膜内皮失代偿，需要角膜内皮移植手术治疗。手术成功率很大程度上取决于 TASS 与内皮移植手术的时间，3 个月以内手术的失败率较高，而 3 个月以上手术的成功率很高。少部分 TASS 可继发青光眼，需要抗青光眼药物或手术。若继发黄斑囊样水肿可以玻璃体腔内注射类固醇药物或抗 VEGF 药物。

TASS 总的预后比较好。Sengupta 报道的 60 例 TASS 患者中，58 例患者的最佳矫正视力超过 6/9；Oshika 报道的 201 例 TASS 患者中，只有 2 例患者的视力较差，分别为 20/50 和 20/100，主要并发黄斑囊样水肿。视力预后更多取决于导致 TASS 的原因，如由注射到前房内药物引起的 TASS 有相对较高的风险，且可能出现严重的并发症（如角膜内皮失代偿），需要内皮移植手术，而人工晶体相关的 TASS 视力预后则普遍比较好。

由于 TASS 的临床表现与细菌性眼内炎相似，并且是一个完全可以避免的并发症，因此在双眼白内障手术中应该予以重视。如果第一只眼与第二只眼手术时间间隔过短，同样的手术流程和术中用物都可能导致双眼 TASS。

YAG 激光将人工晶状体表面和瞳孔区渗出膜切开，可以促进前后房水的沟通，缓解瞳孔缘粘连和阻塞，有利于炎症的吸收（图 26、图 27）。

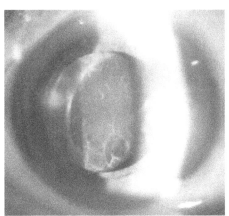
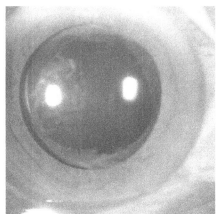
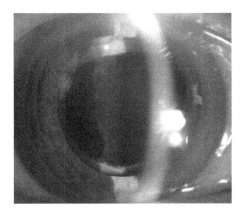

图 26 白内障术后第 7 天及第 14 天 YAG 激光切开人工晶状体前渗出膜的效果
（彩图见彩插 20）

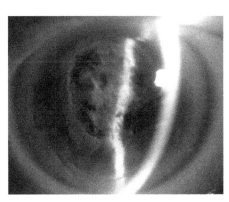
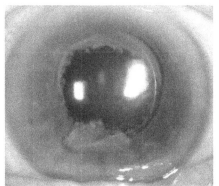

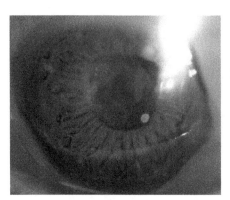
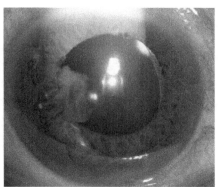

图 27　YAG 激光切开人工晶状体前渗出膜的前后比较（彩图见彩插 21）

【病例摘要】患者，女，66 岁，因双眼年龄相关性白内障先后行双眼白内障超声乳化＋人工晶状体植入手术，双眼手术间隔时间为 1 天。第一只眼手术后 16 天出现眼红、眼痛、视力下降，紧接着 2 天后，第二只眼出现类似症状。患者迅速回到医院就诊。体检发现双眼混合充血，角膜水肿，内皮皱褶，KP ＋，前房可见大量细胞，闪辉及纤维素渗出，下方积脓 2mm，人工晶状体前后表面大量灰白色渗出物包裹。血常规在正常范围，眼部 B 超未提示玻璃体腔明显混浊。

【临床治疗】入院后，根据患者的临床表现倾向为 TASS，但未能完全排除细菌性眼内炎，所以行前房及玻璃体腔穿刺抽液送微生物培养，同时行前房灌洗、玻璃体腔注入头孢他啶＋万古霉素＋地塞米松。局部予以左氧氟沙星眼液及妥布霉素地塞米松眼液频繁点眼，全身使用头孢他啶＋万古霉素及 10mg 地塞米松静脉滴注。

治疗过程中，患者症状及体征逐渐减轻，微生物培养结果显示阴性，此时停全身用药，仅给予局部用药。1个月后，患者症状完全消失，但视力未能完全恢复，体检主要表现为双眼人工晶状体前后表面灰白渗出物包裹，这些灰白渗出物尤其容易沉积在前后囊膜上。于是给予其中较重的一只眼人工晶状体前后表面渗出膜及后囊膜 YAG 激光切开，2天后患者行 YAG 激光治疗的眼再次出现严重的前房反应，包括内皮皱褶、前房细胞及闪辉、前房积脓、炎症反应类似第一次，而未行 YAG 激光的眼则保持稳定。考虑到双眼第一次炎症反应极其类似，均以人工晶状体前后表面渗出物包裹为特点，以及第二次炎症又因 YAG 激光爆破人工晶状体前后表面渗出膜及后囊膜诱发，我们认为双眼炎症均为 TASS，诱发因素为人工晶状体。

YAG 激光爆破人工晶状体前后表面渗出膜及后囊膜过程中，将包裹的人工晶状体毒性物质再次释放出来，引起炎症反应。当 YAG 激光眼再次出现炎症时，没有再行眼内液微生物检测，全身及玻璃体腔也未使用抗菌药物，而是局部给予妥布霉素地塞米松眼液频繁点眼，地塞米松静脉滴注，患者的前房炎症再次消退。在此后数月的随访中，双眼人工晶状体表面的渗出物逐渐吸收，最终对患者视力的影响甚微。

【病例解析】此病例的特点为双眼同时发生 TASS，以及在 YAG 激光术后再次诱发 TASS，据我们所知这是以前尚未报道过的病例。白内障手术医师应该提高对 TASS 的认识，一旦发现

TASS，则应仔细全面寻找原因，并将找到的原因及时分享，以完善 TASS 的预防措施。

## 7. 白内障手术屈光误差的原因

白内障手术技术的不断精进，生物测量设备的不断发展，人工晶状体计算公式的持续改良，大大提高了人工晶状体屈光力计算的准确性，降低了屈光预测误差。以往眼轴的测量多使用声学测量仪，由于对操作要求较高，常导致测量误差；A 超的反射界面在视网膜表面，真正的光感受器更接近视网膜色素上皮层，容易使测量值偏小。现在光学测量仪大有取代声学测量仪之势，因此，眼轴测量已不再是人工晶状体计算中的重要环节，取而代之的是术后人工晶状体在眼内位置的准确判断。有研究发现，在各种影响因素导致的人工晶状体预测误差中，术前估计术后人工晶状体位置与术后实际位置的差异占比最高，达到 35%。

影响术后人工晶状体位置的因素，包括手术源性因素和眼球结构因素。手术操作方面，撕囊口过大导致人工晶状体在眼内前移，出现近视漂移；反之，撕囊口太小容易导致人工晶状体远视漂移。粘弹剂残留可导致暂时性人工晶状体前移。通过上述手术细节的把控，可以减小屈光预测误差。眼球结构因素与术后人工晶状体有效位置相关的影响因素，如眼轴长度、术前前房深度、术前前节深度（术前前房深度＋晶体厚度）、术前眼球白－白的距离，使用这些参数优化人工晶状体计算公式同样可以减小屈光预测误差。

特别值得提出的是高度近视白内障患者，手术后发生的屈光误差较大，个别患者甚至可达 3 ～ 5D，大大影响了白内障手术治疗的精准性，也违背了部分高度近视患者希望通过透明晶状体摘除的方式矫正屈光不正的初衷。高度近视患者屈光误差产生的主要原因包括术前和术后两方面。

术前：①由于高度近视患者常发生后巩膜葡萄肿和近视性黄斑病变，如黄斑劈裂和黄斑前膜均会影响超声眼轴测量的准确性。因此，对于高度近视患者，优先选择非接触式 IOL Master 测量可提高测量准确性。②人工晶状体公式的选择对于高度近视的白内障手术屈光误差的评估也相当重要，对于此类患者目前比较认可的公式主要是 Haigis 和 SRK／T 公式，平均屈光误差分别为 0.44 ～ 0.69D（Haigis）和 0.56 ～ 0.84D（SRK／T）。③固视稳定性的影响。有研究发现，由于高度近视白内障患者后极眼底情况复杂，后巩膜葡萄肿、视网膜劈裂和视网膜脉络膜萎缩、黄斑前膜等原因导致患者固视稳定性显著低于正常眼轴患者，而术后的屈光误差与固视稳定性呈显著负相关。

术后：高度近视患者悬韧带松弛，玻璃体液化明显，这些因素可能增加白内障术后眼内液体前后节流通，从而对人工晶状体位置产生影响。此外，高度近视白内障术后还可能存在较显著的屈光漂移。其中一个原因是高度近视白内障术后易发生晶状体囊袋收缩，使人工晶状体有效位置后移，造成明显的远视漂移。

尽管目前已经明确了诸多导致屈光误差的因素，并且通过各种方式减小或避免，但还可能存在这些因素以外的未知因素影响术后人工晶状体位置，在这种情况下，进一步矫正屈光预测误差是困难的。在需要双眼白内障手术的患者中，如果第一只眼术后屈光预测误差已经明确，第二只眼的人工晶状体选择是否可以根据第一只眼的屈光误差值进行校正呢？这是很多眼科医师开始思考的问题。理论上，同一患者的双眼结构往往相似，术后的变化量可能也多倾向一致，所以用第一只眼屈光预测误差调整第二只眼人工晶状体选择是可行的。这种想法在实际操作中是否可行？还需要数据证明双眼的屈光预测误差是否具有相关性。

## 8. 双眼先后白内障手术屈光误差的相关性

1993 年，Olsen 在国际上对 136 例双眼连续白内障手术患者屈光结果进行对比研究，结果提示，第一只眼的屈光结果对第二只眼人工晶状体的选择无参考价值。似乎不太合乎逻辑性，分析其原因，本组患者采用的手术方式为白内障囊外摘除手术，测量方法是超声测量眼轴，不难理解计算结果的误差较大，其标准差为 0.7～0.9D。在此之后，有学者对此问题进行了进一步的研究。

2006 年，Jabbour 等在其研究中运用了 SRK／T 公式，对 121 例连续双眼白内障手术患者的数据进行了统计，得出结论：第二只眼按照第一只眼屈光预测误差全部调整没有意义，因为双眼的预测屈光误差之间没有关联，是相互独立的。这个问题似乎再次得出结论，即两眼人工晶状体植入手术后屈光误差是无关联的。

2010 年，Landers 和 Goggin 再次研究两眼之间白内障术后的屈光相关性，其研究结果提示了非常重要的信息，两眼术后屈光结果之间确实没有必然的联系，认为第一只眼的手术结果很难预计第二只眼最终的屈光结果，但是第一只眼出现屈光预测误差与第二只眼出现的屈光预测误差却存在相关性（$P=0.003$），这就说明若第一只眼出现较大的屈光预测误差，那么第二只眼发生类似结果的可能性非常大。这个研究结果，改变了以前的研究认识，即正常相似眼轴双眼白内障手术后的屈光误差存在相关性。

2010 年，Covert 等研究结果再次证实了双眼的相关性。他们通过运用 Holladay Ⅰ 和 SRK Ⅱ 计算公式对 206 例患者进行了研究，发现通过第一只眼屈光结果的 50% 来调整第二只眼的 IOL 可以得到满意的结果。

2011 年，Aristodemou 等进一步验证了 Covert 的结论，对曾使用相同的人工晶状体进行连续性双眼白内障手术的 2129 例患者进行了研究，并将其分为不同的组同时进行对比。结论表明，当双眼角膜曲率的差异超过 0.6D 时，需要较小的调整，而两眼视轴的差距并不影响调整。误差在 ±0.5 ～ ±1.5D 时，用第一只眼 50% 的预计误差去修正第二只眼，在 ±0.25D、±0.5D、±1.0D 之内，术后良好屈光符合概率从 30%、50% 和 92% 分别提高至 42%、75% 和 96%。同时，当使用第一只眼屈光误差的 50% 调整第二只眼时，可将平均绝对误差从 0.32D 降至 0.28D。而在整个研究过程中，Aristodemou 等人同时使用了 3 种第三代公式（Hoffer Q、Holladay Ⅰ、SRK/T）并进行比较，并考虑到了晶状体个性化常数、计算公式、手术医师、测量设备等重要影响因素。同时，采用 10% ～ 90% 的调整系数逐一对比，以此确定 50% 的调整系数可以使术后屈光度结果达到最佳。除此之外，该研究同时排除了测量误差（眼轴长度、角膜散光、非最优化公式等）的影响，并最终提出了屈光误差来源于手术后人工晶状体的眼内位置这一结论。

最早研究双眼白内障手术后屈光相关性的 Thomas Olsen，在 2011 年再次对 1235 例（2470 只眼）双眼植入相同材料的人工晶状体术后屈光变化数据进行了处理分析，其主要对术后视力实际值和预计值之间的差进行线性分析。通过分析发现，公式计算得出的第一只眼误差，可以用来提供第二只眼的术后视力。与 1993 年研究的不同是本研究数据统计标准差小，为 0.4 ～ 0.5D，高精度的视觉测量仪、微小切口白内障手术、标准规范的环型撕囊，使人工晶状体在囊袋内固定良好，以及计算公式更精确的改良等，使得本结果比 1993 年的结果更客观和准确。

通过以上的研究发现，第一只眼的屈光预测误差确实有利于第二只眼人工晶状体的选择，通过对第一只眼屈光误差来对第二只眼人工晶状体屈光度计算进行调整，能够取得更好的术后效果。所以，早期的研究没有得到这样的结果，可能与研究条件不成熟有关。

这些研究中仍然存在一些问题：①对于一些特殊情况下的白内障手术，还不能够完全确定这两者的关系，在学者们做过的研究中，大部分都将这些特殊的病例（如术前或术后散光超过 4D 的病例、短眼轴或超长眼轴的术眼、之前做过其他眼科手术和手术中出现并发症）排除在外；②尽管运用了第三代或第四代计算公式和优化后的常数，但还是会出现误差较大的术后结果。在这些方面尚有很多问题需要进一步的研究。

## 9. 根据第一只眼屈光误差调整第二只眼 IOL 屈光度的方法

在前述多位研究者大样本的回顾性资料分析中，结果发现双眼白内障先后手术的屈光误差结果具有相关性，但还缺乏前瞻性研究证实。

Jivrajka 对 250 例进行连续双眼白内障手术的患者进行了前瞻性研究。所有患者的手术均由同一个医师完成，在术中使用相同的人工晶状体，使用相同公式计算（Haigis公式），在术后6～8周内进行屈光测量。

分析结果发现，第二只眼的屈光误差都有明显的减小，从而证实了通过对第一只眼术后屈光误差的 50% 来调整第二只眼的人工晶状体选择，可以明显提高第二只眼的术后视力。在研究中，大多数患者进行了眼轴长度的测量，发现角膜曲率和前房深度都表现出高度的双眼相关性，这可能与 IOL Master 的准确测量有关。屈光误差采取 50% 的调整而非 100% 调整，是因为如果进行了 100% 调整就有可能将角膜的 K 值、眼轴长度测量、其他测量的误差计算进去，这将增大人工晶状体的计算误差。例如：第一只眼的目标屈光值为 −0.02DS，术后 1 个月验光时发现，需要 +1.00DS/ −0.50DC × 120°（等效球镜值为 +1.00DS −0.25DS=+0.75D，将柱镜度数的 1/2 折入球镜度数即等效球镜作为最终屈光度）才能达到患者最佳矫正视力，此时患者第一只眼的屈光预测误差为 +0.75DS − (−0.02DS) =+0.77DS，50% 的量为 +0.39DS。在选择第二只眼人工晶体时，同样使用相同的公式计算，目标屈光值最接近 −0.39DS 的人工晶状体则是最适合的。

尽管国外学者对双眼先后白内障手术屈光误差的相关性及如何根据第一只眼屈光预测误差调整第二只眼人工晶状体屈光度有了较一致的认识，但这方面的研究及实践工作在中国基本处于空白。鉴于此，我们纳入 2015 年 7 月至 2017 年 1 月资料完整的于第四军医大学唐都医院先后行双眼单纯白内障超声乳化联合人工晶状体植入术的 94 例患者[男 43 例，女 51 例，年龄 (66.8±11.4)

岁 ]，对其进行双眼屈光误差相关性分析。结果显示：在无手术意外、人工晶状体植入晶状体囊袋内、双眼人工晶状体类型相同、均使用 IOL Master 计算 IOL 屈光度的前提下，双眼白内障术后屈光误差具有相关性（$P < 0.01$），相关系数为 0.760；双眼眼轴长度具有相关性（$P < 0.01$），相关系数为 0.970。同时，我们对 34 名患者 [ 男 14 例，女 20 例，年龄（65.7±12.3）岁 ] 进行第二只眼人工晶状体屈光度调整，发现矫正后的第二只眼绝对屈光误差显著低于未调整的第一只眼绝对屈光误差 [（0.57±0.41）D *vs.*（1.18±0.85）D，$P < 0.01$]。

**（1）远视漂移**

【病例摘要】患者，女，70 岁，眼部检查和治疗：验光：右眼：－1.00DS/－0.50DC×10=0.4（0.3）等效球镜：－1.25D；左眼：－0.50DS/－0.75DC×10=0.2（0.1）等效球镜：－0.875D。

双眼晶状体混浊（右眼 N3C2；左眼 N3C4），眼轴：右眼 23.66mm；左眼 23.84mm，先行左眼 Phaco + IOL 植入术，IOL Master SRK／T 公式测量人工晶状体度数，AMO ZCB00 IOL 度数为 +23.5D，设计预留屈光度－0.57D。患者术后 1 个月进行验光。验光：左眼：+0.25DS/＋0.50DC×20=0.9（0.6）等效球镜：+0.50D；屈光误差：+0.50D －（－0.57D）=+1.07D。因此，根据第一只眼屈光误差的 50% 调整第二只眼 IOL 的选择（+1.07D／2=+0.535D），行右眼 Phaco + IOL 植入术，IOL Master SRK／T 公式测量人工晶状体度数，原 AMO ZCB00 IOL 度数为

+23.0D，预留屈光度－0.37D，调整 IOL 度数为 +23.5D，设计预留屈光度为－0.70D。患者术后 1 个月进行验光。

验光：右眼：－0.50DS/－0.25DC×20=1.0（0.9）等效球镜：－0.625D；屈光误差：－0.625D－（－0.70D）=+0.075D。

【病例解析】当第一只眼白内障术后出现较大屈光误差后，即术后等效球镜值－目标预留屈光值≥+0.50D，出现远视漂移，通过对第一只眼术后屈光误差的 50%（+1.07D/2=+0.535D）来调整第二只眼的 IOL 度数，即选择接近原预留屈光度－0.535D 的 IOL 度数，术后可以明显地降低第二只眼的屈光误差。

### （2）近视漂移

【病例摘要】患者，男，65 岁，眼部检查和治疗经过：

验光：右眼：平光=0.2 等效球镜：0D；左眼：－0.50DS/+1.00DC×175=0.3（0.1）等效球镜：0D。

双眼晶状体混浊（右眼 N3C2P3；左眼 N3C3P1），眼轴：右眼 22.34mm；左眼 22.66mm。先行右眼 Phaco + IOL 植入术，IOL Master SRK/T 公式测量人工晶状体度数，Rayner 一片式非球面 IOL 度数为 +20.5D，设计预留屈光度－0.38D。患者术后 1 个月进行验光。

验光：右眼：－0.50DS/－1.00 DC×20=0.9（0.4）等效球镜：－1.00D；屈光误差：－1.00D－（－0.38D）=－0.62D。

根据第一只眼屈光误差的 50% 来调整第二只眼 IOL 的选择（－0.62D/2=－0.31D），行左眼 Phaco + IOL 植入术，IOL

Master SRK／T 公式测量人工晶状体度数，原 Rayner 一片式非球面 IOL 度数为 +20.5D，预留屈光度 − 0.49D，调整 IOL 度数为 +20.0D，设计预留屈光度为 − 0.14D。患者术后 1 个月进行验光。

验光：左眼：− 0.75DC×175=1.0（0.9）等效球镜：− 0.375D；屈光误差：− 0.375D −（− 0.14D）= − 0.235D

【病例解析】当第一只眼白内障术后等效球镜值−目标预留屈光值≥ − 0.50D，出现近视漂移，可以通过第一只眼术后屈光误差的 50%（− 0.62D/2= − 0.31D）来调整第二只眼的 IOL 度数，即选择接近原预留屈光度 −（− 0.31）D 的 IOL 度数，术后可以明显地降低第二只眼的屈光误差。

（3）屈光参差

【病例摘要】患者，男，63 岁，眼部检查和治疗经过：

验光：右眼：− 3.500DS/ − 0.75DC×10=0.4（0.1）等效球镜：− 3.875D；左眼：− 1.000DS/ − 0.50DC×15=0.4（0.3）等效球镜：− 1.25D。

双眼晶状体混浊（右眼 N3C3P1；左眼 N3C3P1），眼轴：右眼 25.12mm；左眼 23.78mm。先行右眼 Phaco + IOL 植入术，IOL Master SRK／T 公式测量人工晶状体度数，博士伦 ADAPT − AO IOL 度数为 +18.5D，设计预留屈光度−0.70D。患者术后 1 个月进行验光。

验光：右眼：平光 =1.0 等效球镜：0D；屈光误差：0D −（− 0.70D）=+0.70D。

根据第一只眼屈光误差的 50% 来调整第二只眼 IOL 的选择（+0.70D/2=+0.35D），行 左 眼 Phaco ＋ IOL 植 入 术，IOL Master SRK／T 公式测量人工晶状体度数，原博士伦 ADAPT － AO IOL 度数为 +22.5D，预留屈光度 － 0.55D，调整 IOL 度数为 +23.0D，设计预留屈光度为 － 0.88D。患者术后 1 个月进行验光。

验光：左眼：－ 0.75DC×15=0.9（0.8）等效球镜：－ 0.375D；屈光误差：－ 0.375D －（－ 0.88D）=+0.505D。

【病例解析】本例患者为屈光参差，治疗方案是右眼设计预留近视，以使患者与术前视物习惯保持一致，因此右眼预留屈光度 － 0.70D，但右眼白内障术后出现远视漂移（术后等效球镜值 － 目标预留屈光值 ≥ +0.50D），患者术后很不习惯，所以根据右眼术后屈光误差的 50%（+0.70D/2=+0.35D）调整左眼的 IOL 度数，即左眼选择接近原预留屈光度 －（+0.35）D 的 IOL 度数，术后降低了左眼的屈光误差，患者较为满意。

### （4）术后屈光状态在预期范围内

【病例摘要】患者，男，80 岁，眼部检查和治疗经过：

验光：右眼：－ 0.50DS=0.2（0.1）等效球镜：－ 0.50D；左眼：试正负镜片视力无提高 0.3 等效球镜：0D。

双眼晶状体混浊（右眼 N3C2；左眼 N3C2），眼轴：右眼 23.05mm；左眼 23.12mm。先行右眼 Phaco ＋ IOL 植入术，IOL Master SRK／T 公式测量人工晶状体度数，AMO ZCB00 IOL 度数为 +22.5D，设计预留屈光度 － 0.37D。患者术后 1 个月进行验光。

验光：右眼：－0.50DC×175=0.9＋2（0.9）等效球镜：－0.25D；屈光误差：－0.25D－（－0.37D）=+0.12D。

第一只眼的屈光误差较小，行左眼 Phaco＋IOL 植入术，仍根据 IOL Master SRK／T 公式测量人工晶状体度数，AMO ZCB00 IOL 度数为+22.5D，预留屈光度－0.24D，未调整 IOL 度数。患者术后 1 个月进行验光。

验光：右眼：+0.25DC×20=1.0（0.9）等效球镜：+0.125D；屈光误差：+0.125D－（－0.24D）=+0.365D。

【病例解析】患者右眼白内障术后屈光误差较小，即－0.50D＜术后等效球镜值－目标预留屈光值＜+0.50D，因此，对左眼的 IOL 度数预留不做调整，术后左眼屈光状态在预期范围内。

## 10. 重视在非正常眼轴患者中调整第二只眼 IOL 度数

根据第一只眼屈光误差调整第二只眼人工晶状体屈光度在长眼轴（≥26mm）和短眼轴（≤22mm）患者中更具意义，因为这两类患者屈光预测误差是最大的，主要的原因就是这两类患者的眼轴、术前前房深度、术前前节深度及术前白-白距离，这些与术后人工晶状体位置相关的因素都显著异于正常眼轴患者，导致术后人工晶状体位置变化较大。

对于双眼长眼轴患者，第一只眼白内障手术后出现明显的屈光参差，双眼视功能明显受到抑制，甚至影响部分患者日常生活，此时第二只眼手术是必要的。在这类患者双眼目标屈光值的设计上，目前倾向主导眼看远，非主导眼则为中／近视力，以给患者生活上最大的方便。在双眼手术之间，可以通过配戴角膜接触镜和框架眼镜减轻屈光参差对工作和生活的影响。

## （1）高度近视白内障患者的手术治疗

【病例摘要】患者，女，68岁，眼部检查和治疗经过：

验光：右眼：$-13.00DS/-1.50DC\times150=0.1$（0.02）等效球镜：$-13.75D$；左眼：$-12.00DS/-1.75DC\times100=0.2$（0.15）等效球镜：$-12.875D$。

双眼晶状体混浊（右眼 N4C2P1；左眼 N3C2P1），眼轴：右眼 30.28mm；左眼 29.68mm。先行右眼 Phaco ＋ IOL 植入术，IOL Master Haigis 公式测量人工晶状体度数，博士伦 ADAPT － AO IOL 度数为 +5.0D，设计预留屈光度 $-1.75D$。患者术后 1 个月进行验光。

验光：右眼：$-1.50DC\times150=1.0$（0.4）等效球镜：$-0.75D$；屈光误差：$-0.75D-(-1.75D)=+1.00D$。

根据第一只眼屈光误差的 50% 来调整第二只眼 IOL 的选择（+1.00D/2=+0.50D），行左眼 Phaco ＋ IOL 植入术，IOL Master Haigis 公式测量人工晶状体度数，原博士伦 ADAPT － AO IOL 度数为 +5.5D，预留屈光度 $-1.87D$，调整 IOL 度数为 +6.0D，设计预留屈光度为 $-2.20D$。患者术后 1 个月进行验光。

验光：左眼：$-2.00DS/-0.50DC\times15=1.0$（0.2）等效球镜：$-2.25D$；屈光误差：$-2.25D-(-2.20D)=-0.05D$。

【病例解析】高度近视的白内障患者由于眼轴长、前房深等特点，在 IOL 度数的计算上往往存在较大偏差，是白内障医师经常遇见的问题。多数专家认为，Haigis 公式在长眼轴白内障患者中较为精确。该患者双眼高度近视，Haigis 公式计算后设计右眼预留屈光度 − 1.75D，但右眼白内障术后出现远视漂移（术后等效球镜值−目标预留屈光值≥ +0.50D），根据第一只眼术后屈光误差的 50%（+1.00D/2=+0.50D）来调整第二只眼的 IOL 度数，术后明显降低左眼的屈光误差。

**（2）短眼轴患者术后降低了屈光误差**

【病例摘要】患者，女，63 岁，眼部检查和治疗经过：

验光：右眼：+1.00DC × 20=0.5（0.3）等效球镜：+0.50D；左眼：+1.75DC × 10=0.5（0.3）等效球镜：+0.875D。

双眼晶状体混浊（右眼 N2C3P2；左眼 N2C4P1），眼轴：右眼 21.58mm；左眼 21.68mm。先行左眼 Phaco + IOL 植入术，IOL Master Hoffer Q 公式测量人工晶状体度数，AMO ZCB00 IOL 度数为 +24.0D，设计预留屈光度 − 0.37D。患者术后 1 个月进行验光。

验光：左眼：+0.75DC × 85=0.9（0.8）等效球镜：+0.375D；屈光误差：+0.375D −（− 0.37D）=+0.745D。

根据第一只眼屈光误差的 50% 来调整第二只眼 IOL 的选择（+0.745D/2=+0.3725D），行右眼 Phaco + IOL 植入术，IOL Master Hoffer Q 公式测量人工晶状体度数，原 AMO ZCB00

IOL 度数为 +24.0D，预留屈光度 − 0.24D，调整 IOL 度数为 +24.5D，设计预留屈光度为 − 0.57D。患者术后 1 个月进行验光。

验光：右眼：平光 =0.8 等效球镜：0D；屈光误差：0D − (− 0.57D) =+0.57D。

【病例解析】短眼轴患者常具有浅前房、窄房角、晶状体相对位置前移的解剖特点，在 IOL 计算公式的选择上，多数认为，Hoffer Q 公式优于其他公式。本例患者双眼短眼轴，Hoffer Q 公式计算后设计左眼预留屈光度 − 0.37D，但左眼白内障术后等效球镜为 +0.375D，出现远视漂移，根据左眼术后屈光误差的 50%（+0.745D/2=+0.3725D）来调整右眼的 IOL 度数，即右眼选择接近原预留屈光度 − (+0.3725) D 的 IOL 度数，术后降低了右眼的屈光误差。

## *11.* 双眼单视 IOL 的选择

随着人工晶状体设计和制作工艺不断完善，多种新型功能型人工晶状体面世，为满足临床不同需求提供了更多的选择机会，对于推动白内障手术更趋完美起到了积极作用。同时，患者对白内障手术后视觉质量的认识和需求亦日益提高，在双眼白内障手术中选择人工晶状体方面，对手术医师的要求也越来越高。

屈光性白内障手术概念的提出和临床推广应用，使患者不仅获得清楚、舒适、持久的远视力，同时能够获得近视力和中距离视力的满意视觉质量，满足日常生活和工作的需要。如何以单眼视力为基础，进行两眼不同类型人工晶状体的选择和匹配，以获得最好的视觉质量，这是目前眼科医师面临的挑战和最大限度满足患者需求必须考虑的问题。

**（1）单眼视原则**

单眼视（monovision）原则是通过双眼人工晶状体的选择和匹配，在白内障手术中植入能够充分发挥每只眼单视功能的人工晶状体组合方式。其核心是双眼视力能够互补，最大限度扩大视力范围。事实上，每种人工晶状体都有自身的优缺点，如何使用不同性能的人工晶状体去满足患者的需求，重要的是要了解不同类型人工晶状体的特性及局限性，掌握适应证，进而选择适宜性能的人工晶状体。通过联合使用不同优点的人工晶状体，调整患者所能获得的最佳视功能，即单眼视原则为基础的"生活方式型人工晶状体的个性化选择"。为达到理想的单眼视状态，在选择人工晶状体时需要注意以下几个方面：

1）不同人工晶状体设计理念和功能不同

选择时需要熟知不同人工晶状体的功能特性。无论是多焦、可调节或连续视程人工晶状体在达到理想目标远、中、近视力的设计中有不同的实现方法，选择合适的搭配非常重要。

2）主视眼与非主视眼的选择问题

一般情况下人们习惯用主视眼看远，在选择植入不同类型人工晶状体时，要考虑主视眼的远视力为最佳，而非主视眼可以预留轻度近视，以保证单眼视效果。如果第一只手术眼是主视眼，并获得 1.0 的正常视力，选择单视原则的机会大很多，反之，在选择中就要慎重。在临床实际工作中，需要行白内障手术的第一只眼很可能就是主视眼，但也可能对侧眼是主视眼，由于主视眼慢性和持续的视力减退，导致主视眼的转移，即非主视眼成为主视眼。这样在选择人工晶状体度数时就要更加仔细。如果错误匹配，可能导致视觉混淆，患者在相当长时间内会不满意。

3）选择两种不同类型人工晶状体组合

双眼视觉混淆会影响患者的满意度，但在一定范围内可通过大脑的"神经适应过程"和"生活认知"经验克服，一般双眼屈光参差＞ 1D 以上，立体视才有可能受到干扰。

4）瞳孔依赖性与人工晶状体的总体视觉功能评价结果

需要考虑不同瞳孔大小对近视力的影响，从而选择比较匹配和互补的多焦人工晶状体。

5）并非所有患者都可以耐受不同人工晶状体的植入

虽然大脑的可塑性很高，是一个无意识的过程，但并不是所有的患者都能很好地适应，而且这种适应过程是需要时间的，每位患者的适应时间也不同。如果患者需要立竿见影的效果，或者对转换过程心理准备不足，就有可能因不满意而产生纠纷。因此，术前选择、与患者充分沟通是至关重要。

6）人工晶状体植入后有效位置的稳定需要时间

术后预计屈光状态与实际的差别需要至少数周至 3 个月的时间稳定，所以，对于第二只眼的人工晶状体选择和植入不应操之过急，避免屈光状态的漂移导致手术结果不满意。

### （2）双眼 IOL 联合植入匹配选择

所谓双眼不同类型人工晶状体匹配，是以单视矫正原则为基础，联合应用两种不同人工晶状体，通过提供混合视力，充分发挥每种人工晶状体的优势，使手术后双眼视力互补，以最大限度扩大视力范围和提高视觉质量。双眼白内障先后手术联合植入不同类型人工晶状体的选择包括如下 4 种情况：

1）不同类型多焦点人工晶状体的匹配

不同类型多焦点人工晶状体的匹配包括折射型与衍射型多焦点人工晶状体联合植入，多焦点人工晶状体与连续视程人工晶状体的联合植入。折射型多焦点人工晶状体与衍射型多焦点人工晶状体对瞳孔依赖性有区别，两者具有互补性。折射型多焦点人工晶状体可以提供良好的远距离、中间距离视力，但术后的近视力与衍射型多焦点人工晶状体相比不够理想，瞳孔依赖性大。衍射型多焦点人工晶状体能够提供更好的近视力，提高阅读速度，其作用受瞳孔大小的影响较小，但存在光线的丢失，中间距离视力相对较差，对比敏感度轻度下降，存在夜间眩光的可能性。同时，不同衍射型人工晶状体优缺点也有差别，如全衍射型多焦点人工晶状体所提供的近视力略好，但是所需要的工作距离稍近，近距离功能的光线依赖程度更高。而渐进衍射型多焦点人工晶状体的近距离功能较好，特别是在暗光线条件下，它的优势更为突出，但中间距离视力稍差。在选择匹配上要考虑患者的需求及双眼先后植入的时机和主导眼或非主导眼的差别。最近临床使用较多的新型多焦点人工晶状体（三焦点人工晶状体）与连续视程人工晶状体植入、双眼预留屈光度数的匹配是关注热点，可以通过适当预留近视，弥补部分看近距离和中距离的需求。

2）多焦点人工晶状体与可调节型人工晶状体的联合植入

与多焦点人工晶状体比较，可调节型人工晶状体相对没有光能量的损失，且手术后的视力不依赖瞳孔的大小，术后对比敏感度也不受影响，一般不会产生光晕和眩光，有较好的远、中距离视力，对手术前瞳孔比较小的患者更加适用。但由于可调节型人工晶状体设计上的因素（手术后晶状体囊膜纤维化、皱缩等导致调节幅度降低），其远期效果尚没有达到生理需要的范围，所以近视力效果比多焦点人工晶状体差。多焦点人工晶状体能重新分配光线，部分不能耐受光线减少的患者术后视功能会受到影响。调节型人工晶状体与多焦点人工晶状体联合植入是否优于双眼多焦点人工晶状体的植入尚存在争论，主视眼植入调节型人工晶状体或多焦点人工晶状体，再匹配其他类型（单焦/多焦）人工晶状体需要进一步临床评估。

3）多焦点人工晶状体与单焦点人工晶状体的联合植入

第一只眼已植入单焦点人工晶状体患者，无论远视力是否满意，或因合并视网膜或视神经病变等导致视力矫正欠佳，有更高愿望植入多焦点人工晶状体者，需要评估第二只眼的眼底、角膜散光及全身病变等情况，在与患者进行充分沟通的情况下，可考虑植入多焦点人工晶状体。这种匹配在某种程度上也可以达到比较满意的效果。

4）可调节型人工晶状体与单焦点人工晶状体的联合植入

第一只眼已植入单焦点人工晶状体患者，在与患者进行充分沟通后，可以植入调节型人工晶状体。既可以保证手术后双眼的远视力，又可以减少患者对眼镜的依赖性，由于调节型人工晶状体的调节力有限，长期近距离阅读时还需要配戴老花镜。

总之，多焦点人工晶状体植入手术对医师的手术技术要求较高，前囊膜撕囊大小要适中，角膜／巩膜切口要尽量减少手术源性的角膜散光；飞秒激光辅助下的晶状体前囊膜切开和预劈核，有助于保证人工晶状体的居中性和减少超声乳化能量；术前准确测量和计算人工晶状体的度数是达到屈光性白内障手术矫正效果的重要环节。术后对于残余屈光度数和散光，可以通过角膜准分子激光或飞秒激光手术进行增效手术。不可能完全避免的后发性白内障的发生，可能会对多焦点人工晶状体的功能造成影响，后囊膜 YAG 激光切开，会不同程度影响人工晶状体的位置、居中性和倾斜，会导致多焦点人工晶状体的屈光功能"失能"。所以，多焦点人工晶状体植入术后后发性白内障的防治仍然是关注的热点。另外，对于高度近视或高度屈光参差患者多焦点人工晶状体的应用及双眼人工晶状体的匹配选择，需要考虑的问题会更多，目前仍期待大样本的临床实践证据和个性化设计方案的结合，才能满足不同患者的需求。

# 12. DSBCS 中两次手术最佳间隔时间

DSBCS 中需要合理确定两眼手术时间间隔，即选择第二只眼的手术时机。2016 年，美国眼科医师协会发布了成人白内障指南，提到合适的双眼手术间隔时间取决于患者第一只眼手术后是否达到医学上的稳定状态及屈光的稳定状态。这里医学稳定状态含义宽泛，并没有准确指出这种医学稳定状态的判断标准。

从安全方面看，多数急性感染性眼内炎需要术后观察 4 周的时间，手术诱发的创伤性炎症也需要 3 ～ 4 周的消退时间，此期间还能观察极其少见的并发症（如黄斑水肿、视网膜脱离等）。同时，随着人们手术后视觉质量期望值的不断提高，手术目标已经不仅是安全问题，而是在安全基础上获得最佳视觉恢复，所以屈光误差将尽可能降至最小。由于白内障手术后屈光稳定的时间为 3 ～ 4 周，在此期间的屈光状态不可以用做第二只眼人工晶状体调整的依据。

从以上临床实际出发，一般不提倡双眼同时手术，或间隔很短时间内手术。究竟需要间隔多长时间为好，目前尚无明确规定。但根据主流研究结果，提倡两眼手术最好间隔 4 周以上比较合理。当发现第二只眼出现较大屈光误差时，以 50% 的幅度来调整第二只眼人工晶状体的选择应该比较稳妥。对于第一眼手术后由于双眼视力相差较大带来的严重视觉困扰，可以适当提前至间隔数日手术。

## *13.* ISBCS 和 DSBCS 视功能结果的比较

一项前瞻性研究发现，患者在 ISBCS 术后 4 个月双眼客观视功能，包括双眼视力、对比敏感度及立体视与 DSBCS 术后患者相似，但在主观视功能检测方面（视功能相关生活事件问卷）优于 DSBCS，这种差异在更长的时间是否存在还有待观察。

在一项大样本的回顾性研究中，ISBCS 与 DSBCS 的视力结果也是没有差异的。值得指出的是，这些研究并没有说明 DSBCS 的第二只眼屈光值是根据第一只眼屈光预测误差进行校正过的，极有可能在这些研究中，第二只眼的人工晶状体度数未根据第一只眼屈光预测误差矫正，因此这样的研究结果还有待进一步完善。尤其对于那些长眼轴或短眼轴双眼白内障患者，术后屈光误差可能较大，施行 ISBCS 还需慎重。

## *14.* 第二只眼白内障手术比第一只眼手术疼痛的机制

随着白内障手术方式的进步及人工晶状体设计的改良，伴随的麻醉方式也在不断变化。国外最早的白内障囊内摘除术多选用全身麻醉，发展到小切口囊外摘除术时开始使用局部麻醉（如球后麻醉、球周麻醉）。透明角膜切口的超声乳化术加上折叠人工晶状体植入术的推广使麻醉方式过渡到 Tenon 囊下麻醉和表面麻醉，尤其是表面麻醉因更少的侵入性操作，更快的术后恢复而广泛流行。白内障手术技术的飞跃发展使手术创伤越来越小，随之麻醉程度也越来越低。逐渐降低的麻醉程度能不能够满足术中镇痛需求，使患者配合手术，保证手术安全，是广大医师关注的问题。

对这一问题的研究发现了一个有趣的现象：同一个人第一只眼手术疼痛感与第二只眼手术疼痛感存在差异。早年的研究结果并不认为有这样的差异，可是后来越来越多的临床研究在不同的麻醉方式下比较第一只眼与第二只眼手术疼痛感，均发现第二只眼手术疼痛感超越第一只眼。这样的结果对于临床的价值在于：如果患者感觉第一只眼明显疼痛，则第二只眼应该选择更强效的麻醉方式。

科学问题显而易见，为什么第二只眼的手术疼痛感超过第一只眼？对这个问题提出了4种可能的解释：

### （1）麻醉药物耐受

第一只眼手术过程中使用的麻醉药可能使患者耐受，导致患者对第二只眼手术中使用的同样麻醉药不敏感，从而疼痛感增加。这样的理由明显不够充分，因为第一只眼手术中使用的麻醉药相对全身来说剂量小，术后又未反复使用，与第二只眼手术间隔时间相对较长，所以麻醉药物耐受这个解释并没有被广大医师接受。

### （2）心理因素

没有体验过白内障手术的患者多会表现出更多的焦虑、紧张，对术中疼痛程度的估计会更重。手术过程中因为焦虑、紧张而没有把更多的注意力放在疼痛感知上；就算出现疼痛，这个疼痛的程度往往低于自己估计的疼痛强度，所以患者感觉第一只眼手术没有那么疼。当第二只眼手术时，患者完全清楚手术过程中手术的经历，焦虑、紧张、对疼痛程度的估计都显著减低，于是更多的注意力放在了术眼感知上，客观的疼痛强度就在这样的心理变化上被放大，所以患者感觉第二只眼手术疼痛更强。这个心理学的解释被大部分医师所接受。

### （3）疼痛记忆

研究表明，个体在受到伤害性刺激后，形成疼痛记忆，当再次经历类似的伤害性刺激后，疼痛记忆会让个体感受到超越实际强度的疼痛。根据人体解剖及生理学的基础研究，大脑皮层存在处理这种疼痛记忆的功能区，所以推测，初次的白内障手术在这些大脑区域建立了疼痛记忆，再次经历同样手术时，这些记忆被唤醒使患者感觉第二只眼手术更痛。尽管这样的解释仅被极少数研究者所支持，但我们认为相对合理。

### （4）第一只眼白内障手术诱发交感性激惹，导致对侧眼手术更加疼痛

这种理论由于没有得到病理分子的证据，临床上观察不到第一只眼手术后对侧眼可见的炎症反应，所以这个解释尽管被提到，但一直没有被认可。近年来对比双眼白内障手术房水细胞因子的研究正在努力探寻这种分子证据。中国朱湘佳教授、卢奕教

授开拓性地发现第一只眼白内障手术后，对侧眼房水中 MCP-1 表达增加，推测这可能是"亚临床交感性眼炎"的分子基础。

## 15. 双眼白内障手术心理和护理干预的实践

### （1）日间手术背景下白内障患者焦虑情绪产生的原因

随着日间手术的大力推广和临床实践，大部分白内障患者均认可并选择以日间手术方式完成治疗，但日间手术的流程过于程序化，患者在这种快节奏新型的手术治疗模式下，自我感受并不理想，对检查流程的程序化，缺少与主管医师的接触，不断变换的环境、对手术安全性及术后自我照护能力的担忧，使大多数患者在术前产生了期待性焦虑，既盼望手术尽早尽快进行以缓解不适症状，又对手术情况的不确定性感到不安。有研究表明，择期手术患者的术前焦虑水平会随手术日期的临近而逐渐上升，主要原因在于，传统的住院手术模式患者术前需至少提前一天进入病房，病区责任护士及手术护士与患者都有充足的时间面对面进行术前、术中、术后护理宣教干预，而日间模式下，患者的术前准备及术后恢复均在院外完成，与医护人员有限的接触交流时间和紧凑的治疗流程，使患者不能完善连贯获得手术配合的相关信息和心理支持，增加了患者术前的焦虑情绪。

### （2）日间手术模式对护理的新挑战

在国内外的眼科手术患者护理文献报道中，大多数通过患者的性格、病情、认知特点等对患者实施术前指导、放松疗法、心理干预、术中陪伴等相应的护理干预，来减轻患者的心理压力，使患者放松心情，积极配合医生完成手术。但在快节奏的日间手术模式下，如何全程为患者提供优质的护理服务，使护理工作能够在患者的诊疗过程中贯穿始终，给眼科临床的护理工作带来了新的挑战。

### （3）白内障人工晶状体中心新模式下的护理创新服务

西安市第四医院白内障人工晶状体中心为西北地区首个集患者门诊就诊、多学科会诊、术前检查、手术预约、术后复查等功能为一体的中心制诊疗中心，月均白内障手术患者千余人，面对如此大批量流程化的日间手术患者，为了有效保障患者的围手术期安全，提升患者的就医感受，我们在患者诊疗过程中除结合传统的心理护理干预外，还将信息化智能语音运用至患者诊疗过程中的各个节点（图28）。患者在门诊检查就诊时，进行语音宣教，告知患者就诊前注意事项；患者行术前检查时，依据检查流程为各检查室制作了微信二维码的宣教链接，患者只需用手机扫一扫就可以提前了解该项检查的目的及配合要点，加强了患者的就医感受，使患者主动参与到诊疗过程中，更好地配合完成相应的检查。同时手术预约时为患者集中告知的术前、术中、术后注意事项，也依据预约手术时间为节点拆分为各个小段，以电话短信语音的方式集中发送至各患者手机中，与患者诊疗过程相匹配，针对性更强，使患者更容易接受，以便更好地配合手术。针对患者门诊就诊、术前检查、手术预约、术前、术后、手术配合及用药指导，在患者诊疗过程中不同的节点给予相应的护理干预，大大缓解了患者的焦虑担心，减少了患者术后并发症的发生，提升了患者的就医获得感。

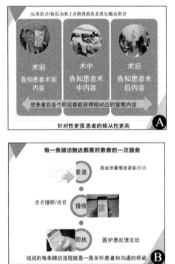
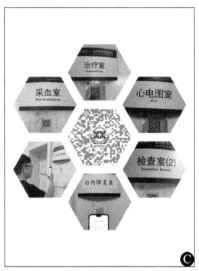

图 28 信息化智能语音在各个诊疗节点的运用

### （4）为何第一只眼的满意带来了第二只眼的顾虑

随着患者满意度的增强，第一只眼手术的顺利出院，术后视力的快速恢复，患者对双眼视力的匹配要求也越来越高，大部分患者期待能在最快的时间内完成另一只眼的手术。为了满足患者的愿望，降低检查费用，一般我们会在患者第一只眼术后 3 ～ 5 天为患者安排第二只眼的白内障手术，但在临床中发现大部分患者在完成第二只眼手术后会抱怨第二只眼手术痛觉感比第一只眼手术强，甚至质疑手术者是否为同一位医师。虽已有相关学者对第二只眼疼痛与眼内房水中产生"致痛因子"有一定关系，但有学者认为在疼痛的耐受力上，伤害信息可以影响并改变人的疼痛行为。手术作为伤害性刺激可直接影响其疼痛的耐受力和应对方式。为了有效缓解患者对第二只眼疼痛不适的顾虑，需要进一步研究寻找更加有效和可操作的方法以改善患者感受。

**（5）心理和护理干预措施**

西安市第四医院白内障人工晶状体中心护理组开展了随机对照前瞻性研究，随机选择本院 2019 年 3—6 月共 60 例白内障患者，均为实施第二只眼白内障手术患者，对照组给予常规护理干预，实验组在常规护理基础上给予针对性的护理干预，包括心理安抚，第一只眼手术经历回顾，术后视力期望值和术中配合度的干预。比较两组患者焦虑情绪、疼痛程度、手术配合度、患者满意度。

心理干预：因患者行第一只眼手术时，对手术场景没有感触，故紧张度会增加，在行第二只眼手术时没有保持与第一只眼相同的紧张度，反而更关注术后的舒适度。因此我们安排护理组专人对患者进行心理的安抚，增强患者对白内障手术的认识，告知患者手术方式相同，步骤一致，使其降低对第二只眼手术的舒适感知度。

第一只眼手术经历回顾：虽入组患者均在一周内进行双眼手术，但患者对第一只眼术中所经历的疼痛记忆会逐渐模糊，术中即刻体验到的疼痛会与记忆中较低的疼痛进行比较。因此我们安排护理组专人对其进行第一只眼手术过程的回顾。制作手术流程导图，由责任护士在术前沟通宣教时通过导图与患者进行第一只眼手术流程的回顾，这种图文并茂的方式会使患者很容易身临其境地回忆起第一只眼的经历，使其行第二只眼手术时的感受能与第一只眼有可比性。

术后视力期望值的干预：双眼白内障患者一般第一只眼手术均选择视力较低者，患者手术后视力改善较好，对第二只眼期望值就会更高，但往往第二只眼术前视力较第一只眼术前视力较高，与术后患者过高的期望有一定的偏差。对患者进行相关原因的讲解，对双眼术前视力进行比较，降低其第二只眼术后的期望值，使其能对第二只眼术后视力有恰当的估计。

术中配合度干预：临床上医师更多关注患者术后的视觉质量，在术中配合方面也依据手术步骤进行常规的术中宣教，但患者并未感受，其注意力集中在手术医生的言谈及自身的感受中。在行第二只眼手术时基于第一只眼手术的经验和回顾，由手术助手依据手术分解步骤，为患者讲解每一个步骤的操作方法及手术的进程，使其在行第二只眼手术前预见和感知手术步骤，以期做到有效配合。另外，贯穿于患者各个节点的电话、语音短信也可使患者回忆起第一只眼手术过程。

最后利用焦虑自评量表、自身疼痛感受量表、术中配合度、自拟满意度调查表对第二只眼手术患者进行问卷调查，汇总其结果，发现在白内障第二只眼手术康复的患者中，通过我们有针对性的心理及护理干预可明显消除白内障患者焦虑情绪，缓解疼痛，提高手术配合度及护理满意度，促进了第二只眼手术的康复。

# 双眼白内障手术的房水细胞因子

## *16.* 双眼白内障手术房水细胞因子分析

房水中包含各种细胞因子，在不同的疾病状态下表现出特征性的细胞因子谱，即一些细胞因子含量增加和（或）另一些细胞因子含量降低。当前房内存在炎症反应时，相应的促炎细胞因子的含量会高表达，并且这些细胞因子的变化会早于临床体征。当前房炎症反应的临床体征完全消失时，仍然能够检测到促炎因子的改变，充分说明细胞因子的含量比临床体征更敏锐的反应炎症状态。

目前房水中最常检测的与炎症相关的细胞因子有 IL-1α、IL-1β、IL-2、IL-3、IL-4、IL-5、IL-6、IL-7、IL-8、IL-10、IL-12、IL-13、IL-15、IL-16、IL-17、IL-18、TNF-α、IFN-γ、VEGF、G-CSF、GM-CSF、PDGF、IL-1ra、MIG、MIF、CCL2（MCP-1）、CCL3（MIP-1α）、CCL4（MIP-1β）、CCL5

（RANTES）、CCL11（Eotaxin）、CXCL1（GRO）、CXCL10（IP-10）、CXCL12（SDF-1）、CX3CL1（Fractalkine）和 TGF-β2。生理状态下大部分细胞因子在房水中的含量都很低，甚至较难检测出，但是 TGF-β2 和 MCP-1 在房水中的绝对含量较高。其中，IL-1β、TNF-α、IFN-γ、IL-12、IL-2、IL-6、IL-17 是典型的促炎细胞因子，而 TGF-β2 和 IL-10 是代表性的抑炎细胞因子。趋化因子由于能吸引炎症细胞到达炎症局部，所以多被认为增强了炎症反应。

以前的研究发现了"交感性白内障"这个有趣的现象：将一只眼暴露于 B 型紫外线辐射可引起双眼眼前节的局部炎症反应，导致暴露眼形成了白内障，同时非暴露眼也形成了白内障，推测暴露眼的炎症状态可能诱发了非暴露眼的炎症细胞浸润，从而导致了非暴露眼的白内障。关于疼痛的研究也已经发现多个炎症介质（如 IL-1β、IL-6、IL-8、TNF-α 和 MCP-1），具有增强患者疼痛感受的能力。鉴于这些研究结果，中国朱湘佳、卢奕教授等的开拓性研究结果提示，第二只眼白内障手术更加疼痛的原因可能与第一只眼手术导致的对侧眼亚临床交感眼炎有关，并且比较了第一只眼白内障患者与第二只眼白内障患者房水细胞因子含量，发现 MCP-1 在第二只眼患者房水中显著升高。我们对这个研究结果产生了极大的兴趣，并调整了研究，发现 TGF-β2 在第二只眼房水中含量有所增加。这为认识双眼房水细胞因子的变化提供了新的佐证。

## *17.* 第一只眼白内障手术增加对侧眼房水 MCP–1 的含量

研究募集了以前未接受过白内障手术，拟行第一次白内障超声乳化术的患者；同时募集了 1 个月前接受过一只眼的白内障超声乳化术，本次拟行对侧眼同样手术的患者。在手术过程中前房穿刺后立即收集了两类患者的房水，然后检测患者房水中的 40 种细胞因子，这里面并没有包括 TGF-β2。结果如前所述，发现 MCP-1 在第二只眼患者房水中表达增加。

MCP-1 又称单核细胞趋化因子 -1，对单核细胞有很强的趋化能力，对 T 淋巴细胞也有趋化性，炎症时吸引炎症细胞浸润组织。多种类型的葡萄膜炎患者房水细胞因子分析提示 MCP-1 的含量显著增加。同时，MCP-1 也是一种周围性疼痛介质，可以通过其受体调节外周感觉神经末梢的电压依赖性钠离子通道，降低伤害性感受器阈值，导致对疼痛更加敏感。所以，认为第二只眼手术更加疼痛的原因可能是第一只眼手术后诱发了对侧眼的亚临床炎症，导致对侧眼 MCP-1 产生增加，降低了疼痛阈值，当再次接受手术时，同样手术操作刺激程度却会让患者感觉疼痛感增加。

白内障手术诱发亚临床交感性眼炎的理论也存在一些间接支持的研究。眼内组织存在多种导致葡萄膜炎的抗原，晶状体蛋白即为其中一类。这些晶状体蛋白不仅能在动物体内诱导实验性自身免疫性葡萄膜炎，在人体内也能诱导自身抗体的产生。已经发现活动性葡萄膜炎患者血清中 αA- 晶状体蛋白、αB- 晶状体蛋白、βB1- 晶状体蛋白的检出率显著高于正常患者，且与眼部炎症的活动性相关。

白内障手术暴露了大量晶状体蛋白，我们未发表的房水蛋白组学数据也提示正常眼房水中存在高浓度的 βB1- 晶状体蛋白。这些晶状体蛋白可能作为抗原物质在手术破坏血 - 房水屏障后，诱生抗原特异性 T 细胞或抗体，导致双眼的免疫性炎症，在眼局部产生疼痛相关的介质。

眼房水细胞因子的研究为"亚临床交感眼炎"的理论提供了病理分子证据。本研究第一只手术眼与第二只手术眼房水样本不是来自同一人群，而是来自两个不同的人群，由于细胞因子在个体间的差异很大，数据结果的统计学则可能引入这种个体差异。更重要的是眼内环境（如前房、视网膜下腔）是人体内免疫赦免的部位，生理状态下即具有强大的免疫抑制和控制炎症的能力，这是一种有效的生理保护机制。那么"亚临床交感性眼炎"发生的状态下，前房生理性抑炎机制是否受到破坏？为此，我们设计了个体内研究，并且检测了房水中最具代表性的抑炎细胞因子（TGF-β2）的含量，以明确白内障手术与"亚临床交感性眼炎"及眼内免疫抑制性微环境的关系，在此分享研究结果及探讨可能的临床意义。

## *18.* 第一只眼白内障手术增加对侧眼房水 TGF-β2 的含量

研究募集了 26 例双眼行白内障手术的患者，双眼手术间隔时间为 2 ～ 4 周。房水于每眼手术中前房穿刺后立即收集。检测包括 TGF-β 家族因子、促炎细胞因子、趋化因子在内的 33 种细胞因子的含量。

结果显示：第一只手术眼和第二只手术眼所有的促炎细胞因子和趋化因子都没有统计学差异，唯有第二只手术眼 TGF-β2 高于第一只手术眼（图 29）。

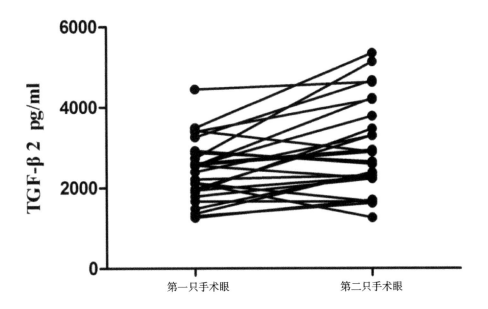

图 29 同一患者第二只手术眼与第一只手术眼前房水中 TGF-β2 含量比较

TGF-β2 是 TGF-β 家族的一员，这个家族的成员有 TGF-β1、TGF-β2、TGF-β3、TGF-β4 和 TGF-β5，但只有前三者在哺乳动物中有表达，并且在人体内可以检测到。生理状态下，房水即含有高浓度的 TGF-β2，而 TGF-β1 和 TGF-β3 含量甚微，几乎检测不到。眼前节组织的虹膜上皮、睫状体上皮是房水中 TGF-β2 的来源。

反映前房免疫抑制微环境的一个经典现象即前房相关性免疫偏离（anterior chamber associated immune deviation，ACAID）。它的特点是当把抗原注入前房，通过前房的抗原递呈细胞摄取后进入免疫器官，发生免疫应答。当机体再次接受同样抗原刺激时，迟发性超敏反应明显减弱，即发生了免疫偏离，从而避免炎症反应对组织的损伤。因而，ACAID 被普遍认为是眼保护自己免受免疫性炎症攻击的重要机制。深入研究这个现象发现，房水中高水平的 TGF-β2 是一个明确的重要因素。TGF-β2 是已知的功能最强大的免疫抑制性细胞因子之一，具有抑制淋巴细胞激活和增殖的能力。前房内的抗原递呈细胞正是在 TGF-β2 的作用下，摄取眼内抗原后激活了抗原特异性调节性 T 细胞，而不是像普通炎症反应那样激活反应性 T 细胞，这些调节性 T 细胞可以分泌 TGF-β，抑制其他 T 细胞的增殖，从而减轻炎症损伤。

本研究中，我们假设同一个体的双眼在未手术前具有相似的眼内微环境，即相似的细胞因子水平。那么第二只眼比第一只眼房水中增加的 TGF-β2 可以考虑为：第一只眼白内障手术诱发第二只眼产生更多的 TGF-β2 及 TGF-β2 在 ACAID 中有重要作用。我们又进行了大胆的推测：第一只眼在手术过程中释放了大量的眼内抗原物质（如晶状体蛋白），这些抗原物质被前房环境中的抗原递呈细胞摄取后，可能诱发对侧眼的交感性炎症，而对侧眼则通过升高前房中 TGF-β2 的含量抑制了炎症的级联反应。第二只眼房水中升高的 TGF-β2 可能源于一种偏离的免疫反应，是眼的一种保护性机制。

我们的研究也存在一些限制，完美的设计应该是在第一只眼手术前后分别取对侧眼的房水，将前后两次的房水进行细胞因子比较。但是由于在第一只眼手术前取对侧眼房水，在医学伦理方面难以通过，我们只有假定双眼在手术前细胞因子水平一致（基于同一个体双眼眼内环境相似），分别在双眼手术时取各自的房水进行比较。同时，我们选取的双眼白内障手术患者手术间隔 2～4 周，是否可以选取不同时间的房水进行研究（1 周内，2～4 周，1～3 个月），这样双眼相互影响的时效性可能会更加清晰。

在本研究所检测的细胞因子中，有 18 种因子被报道与疼痛相关，不过这些因子在双眼房水中均未见差异。正因为如此，我们更倾向认为心理因素和疼痛记忆可能是第二只眼手术更加疼痛的原因。

# 解读《美国眼科临床指南》之第二只眼白内障手术

## *19.* 第二只眼白内障手术的优势

　　临床研究已充分证明，双眼视力的叠加效应（binocular summation）发生于双眼视力相似的低照明环境中。但是，当双眼视力不同或为老年患者，这种双眼视力的叠加效应几乎不会出现。患有白内障且双眼视力不同（或一只眼白内障已摘除，另一只眼患有白内障）的患者甚至可能表现出双眼抑制。研究显示，与无双眼抑制的患者相比，有双眼抑制的患者更可能出现驾驶困难。在行白内障手术之前，与有潜在屈光参差的患者讨论手术后可能存在的风险，就显得非常重要。若第二只眼白内障手术可提供双眼相似的视力水平，这种叠加效应会使双眼视功能和生活质量有较大的改善。

对比第一只眼和第二只眼白内障手术效果的研究说明，已行双眼白内障手术的患者比只行一只眼白内障手术的患者视功能改善明显，患者对视功能满意度更高。第一只眼手术后，剩下的一只白内障眼会受到对侧人工晶状体眼的干扰，而当这只眼接受白内障手术后，患者的视觉不适症状才能得到改善。

研究发现，第二只眼手术后，患者立体视从第一只眼术后的32%增加至90%，36%的患者双眼视野改善。第二只眼术后，能达到驾驶标准的患者从第一只眼术后的52%增加至86%。对于引起视力障碍的双眼白内障患者，行同期或先后双眼白内障手术是较好的治疗手段。

因此，《美国眼科临床指南》（Preferred Practice Pattern, PPP）指出，双眼白内障手术更有助于改善双侧白内障导致的视力损害（I，高质量，强烈推荐证据）。

2016年版PPP进一步指出第二只眼白内障手术不但有显著的临床效果，同时可以减少总体的医疗费用。第二只眼手术的适应证与第一只眼相同。第一只眼白内障手术的效果可能会影响第二只眼手术的时机。对于有些患者，第一只眼手术带来的屈光参差，可能导致患者立体视损害和日常活动能力的下降。对于屈光参差影响视功能的患者，应该适当提早第二只眼的手术。对于存在严重屈光参差的患者，通过接触镜片可缓解症状，白内障手术可以适当推迟。

## 20. 双眼手术间隔时间

决定双眼手术间隔时间的影响因素：①患者视力的需求和对手术的意愿；②第二只眼的视力和视功能状况；③第一只眼白内障术后眼部情况和屈光稳定性及屈光参差的程度。为选择第二只眼合适的人工晶状体度数，在行第二只眼手术之前，应确定第一只眼存在的屈光误差。

## 21. ISBCS 优势和弊端

虽然大多数眼科医师都不选择 ISBCS，但由于局部麻醉（表面麻醉）、手术时间短、微创、术后视力恢复快、安全性高、并发症发生率低的优点，增加了一些国家和地区眼科中心对 ISBCS 的兴趣，特别是一些第二只眼白内障手术需等很长时间的健康保健系统国家。

关于 ISBCS 与双眼择期先后白内障手术（DSBCS）的前瞻性对比研究显示，ISBCS 可减少手术费用和快速恢复双眼视功能。不过患者在选择双眼白内障手术时，需仔细权衡 ISBCS 的优点和缺点，ISBCS 的一个缺点是有引起双眼致盲性并发症的风险，如白内障术后感染性眼内炎或眼前节毒性综合征（TASS）；ISBCS 的另一个缺点是不能在第一只眼手术结果的基础上对第二只眼手术计划进行调整。

除了第一只眼预料之外的屈光结果之外，第二只眼人工晶状体的选择也可能因为患者基于第一只眼的结果而决定选取不同的屈光目标或人工晶状体类型而改变。一项研究表明，5%的患者会基于第一只眼屈光结果而调整第二只眼人工晶状体屈光力，但是随着术前和术中眼部生物学测量的改进，会逐渐减少。

## 22. ISBCS 注意事项

2016年版PPP针对ISBCS提出了需要注意的关键点：应将第二只眼手术当作另一位患者的眼来对待，手术前使用单独的聚维酮碘，使用新的洞巾、器械及大量灌洗液、前房粘弹剂和药物（III，强烈推荐证据）。

在已发表的文章综述中，ISBCS的并发症很少且手术流程很安全，但也曾有行ISBCS时，因未遵循指南中两次手术准备应严格分开的建议而发生双眼眼内炎的病例报告（表2）。如果第一只眼手术发生术中并发症，那么第二只眼手术应重新考虑并推迟进行（III，强烈推荐证据）。

## 23. ISBCS 手术指征

手术指征包括：①需要全麻，双眼视力差的患者；②交通和随访非常不便的患者；③患者的健康状况限制再次手术的机会和条件。

　　总而言之，2016 版美国眼科临床指南关于成人白内障手术的内容比较简洁，介绍了双眼白内障手术优势、双眼白内障手术的间隔时间、双眼白内障同日连续手术的优势及弊端、手术指征和注意事项等。对于我们认识双眼白内障手术的相关临床问题有积极的指导意义。

　　本书内容在此基础上比较全面地论述了双眼白内障手术的最新观点和临床可遵循的依据。相信，随着白内障手术技术的不断完善和相应流程的规范，双眼同日连续白内障手术会逐渐广泛应用于临床，为日益增长的白内障患者提供更为快速、有效、安全的双眼视恢复治疗方式。

# 参考文献

1. Chan J O, De La Paz P. Bilateral cataract extraction in one sitting. J Philipp Med Assoc, 1952, 28 (12): 700-705.

2. Lundström M, Albrecht S, Roos P. Immediate versus delayed sequential bilateral cataract surgery: an analysis of costs and patient value. Acta Ophthalmol, 2009, 87 (1): 33-38.

3. Benezra D, Chirambo M C. Bilateral versus unilateral cataract extraction: advantages and complications. Br J Ophthalmol, 1978, 62 (11): 770-773.

4. Ozdek S C, Onaran Z, Gürelik G, et al. Bilateral endophthalmitis after simultaneous bilateral cataract surgery. J Cataract Refract Surg, 2005, 31 (6): 1261-1262.

5. Kashkouli M B, Salimi S, Aghaee H, et al. Bilateral pseudomonas aeruginosa endophthalmitis following bilateral simultaneous cataract surgery. Indian J Ophthalmol, 2007, 55 (5): 374-375.

6. Puvanachandra N, Humphry R C. Bilateral endophthalmitis after bilateral sequential phacoemulsification. J Cataract Refract Surg, 2008, 34 (6): 1036-1037.

7. Witkin A J, Shah A R, Engstrom R E, et al. Postoperative Hemorrhagic Occlusive Retinal Vasculitis: Expanding the Clinical Spectrum and Possible Association with Vancomycin. Ophthalmology, 2015, 122 (7): 1438-1451.

8. Arshinoff S A, Bastianelli P A. Incidence of postoperative endophthalmitis after immediate sequential bilateral cataract surgery. J Cataract Refract Surg, 2011, 37 (12): 2105-2114.

9. Endophthalmitis Study Group, European Society of Cataract & Refractive Surgeons. Prophylaxis of postoperative endophthalmitis following cataract surgery: results of the ESCRS multicenter study and identification of risk factors. J Cataract Refract Surg, 2007, 33 (6): 978-988.

10. Haripriya A, Chang D F, Ravindran R D. Endophthalmitis Reduction with Intracameral Moxifloxacin Prophylaxis: Analysis of 600 000 Surgeries. Ophthalmology, 2017, 124 (6): 768-775.

11. Bowen R C, Zhou A X, Bondalapati S, et al. Comparative analysis of the safety and efficacy of intracameral cefuroxime, moxifloxacin and vancomycin at the end of cataract surgery: a meta-analysis. Br J Ophthalmol, 2018, 102 (9): 1268-1276.

12. Lalwani G A, Flynn H W Jr, Scott I U, et al. Acute-onset endophthalmitis after clear corneal cataract surgery (1996-2005). Clinical features, causative organisms, and visual acuity outcomes. Ophthalmology, 2008, 115 (3): 473-476.

13. Shirodkar A R, Pathengay A, Flynn H W Jr, et al. Delayed-versus acute-onset endophthalmitis after cataract surgery. Am J Ophthalmol, 2012, 153 (3): 391-398.e2.

14. Norrby S. Sources of error in intraocular lens power calculation. J Cataract Refract Surg, 2008, 34 (3): 368-376.

15. Plat J, Hoa D, Mura F, et al. Clinical and biometric determinants of actual lens position after cataract surgery. J Cataract Refract Surg, 2017, 43 (2): 195-200.

16. Nassiri N, Nassiri N, Sadeghi Yarandi S H, et al. Immediate vs delayed sequential cataract surgery: a comparative study. Eye (Lond), 2009, 23 (1): 89-95.

17. Herrinton L J, Liu L, Alexeeff S, et al. Immediate Sequential vs. Delayed

Sequential Bilateral Cataract Surgery: Retrospective Comparison of Postoperative Visual Outcomes. Ophthalmology, 2017, 124 (8): 1126-1135.

18. Ursea R, Feng M T, Zhou M, et al. Pain perception in sequential cataract surgery: comparison of first and second procedures. J Cataract Refract Surg, 2011, 37 (6): 1009-1014.

19. Gedney J J, Logan H. Pain related recall predicts future pain report. Pain, 2006, 121 (1-2): 69-76.

20. Albanese M C, Duerden E G, Rainville P, et al. Memory traces of pain in human cortex. J Neurosci, 2007, 27 (17): 4612-4620.

21. Akkaya S, Özkurt Y B, Aksoy S, et al. Differences in pain experience and cooperation between consecutive surgeries in patients undergoing phacoemulsification. Int Ophthalmol, 2017, 37 (3): 545-552.

22. Zhu X J, Wolff D, Zhang K K, et al. Molecular Inflammation in the Contralateral Eye After Cataract Surgery in the First Eye. Invest Ophthalmol Vis Sci, 2015, 56 (9): 5566-5573.

23. Chen L, Holland G N, Yu F, et al. Associations of seroreactivity against crystallin proteins with disease activity and cataract in patients with uveitis. Invest Ophthalmol Vis Sci, 2008, 49 (10): 4476-4481.

24. Zhang J, Ning X N, Yan H. Adjustment of IOL power for the second eye based on refractiveerror of the first-operated eye. Int J Ophthalmol, 2019, 12(8): 1348-1350.

25. Ning X, Yang Y, Yan H, et al. Anterior chamber depth - a predictor of refractive outcomes afterage-related cataract surgery. BMC Ophthalmol, 2019, 19(1): 134.

26. Chen Y，Zhang Y，Li X，et al. Incidence of acute-onset endophthalmitis after separate bilateral cataract surgeries less than 5 days apart. BMC Ophthalmol，2019，19（1）：32.

27.Chen Y，Zhang Y，Sun K，et al. Higher TGF-β2 Level in the Aqueous Humor of the Second Eye Versus the First Eye in the Course of Sequential Cataract Surgery. Ocul Immunol Inflamm，2019，11：1-7.

28. 中华医学会眼科学分会白内障及人工晶状体学组.我国白内障摘除手术后感染性眼内炎防治专家共识（2017年）.中华眼科杂志，2017，53（11）：810-813.

29. 严宏，陈曦，陈颖.白内障术后并发症：现状与对策.眼科新进展，2019，39（1）：1-7.

30. 何守志.晶状体病学.2版.北京：人民卫生出版社，2013：444-453.

31. 卢奕.眼科临床指南解读白内障.北京：人民卫生出版社，2018：85-97.

32. 张琳，江红玲，何利.全程心理干预在白内障手术患者护理中的应用及效果评价.中国实用护理杂志，2013，29（S1）：110-111.

33. 吴风云.手术室综合护理对急诊手术患者焦虑，应激状态及满意度的影响.国际护理学杂志，2018，37（2）：160-163.

（陈　颖　张　婕　张　宇　王　瑞　整理）

# 出版者后记
## Postscript

科学技术文献出版社自 1973 年成立即开始出版医学图书，40余年来，医学图书的内容和出版形式都发生了很大变化，这些无一不与医学的发展和进步相关。《中国医学临床百家》从 2016 年策划至今，感谢 600 余位权威专家对每本书、每个细节的精雕细琢，现已出版作品近百种。2018 年，丛书全面展开学科总主编制，由各个学科权威专家指导本学科相关出版工作，我们以饱满的热情迎来了《中国医学临床百家》丛书各个分卷的诞生，也期待着《中国医学临床百家》丛书的出版工作更加科学与规范。

近几年，中国的临床医学有了很大的发展，在国际医学领域也开始崭露头角。以北京天坛医院牵头的 CHANCE 研究成果改写美国脑血管病二级预防指南为标志，中国一批临床专家的科研成果正在走向世界。但是，这些权威临床专家的科研成果多数首先发表在国外期刊上，之后才在国内期刊、会议中展现。如果出版专著，又为多人合著，专家个人的观点和成果精华被稀释。为改变这种零落的展现方式，作为科技部所属的唯一一家出版机构，我们有责任为中国的临床医生提供一个系统展示临床研究成果的舞台。为此，我们策划出版了这套高端医学专著——《中国医学临床百家》丛书。

"百家"既指临床各学科的权威专家，也取百家争鸣之义。

丛书中每一本书阐述一种疾病的最新研究成果及专家观点，按年度持续出版，强调医学知识的权威性和时效性，以期细致、连续、全面展示我国临床医学的发展历程。与其他医学专著相比，本丛书具有出版周期短、持续性强、主题突出、内容精练、阅读体验佳等特点。在图书出版的同时，同步通过万方数据库等互联网平台进入全国的医院，让各级临床医师和医学科研人员通过数据库检索到专家观点，并能迅速在临床实践中得以应用。

在与作者沟通过程中，他们对丛书出版的高度认可给了我们坚定的信心。北京协和医院邱贵兴院士说"这个项目是出版界的创新……项目持续开展下去，对促进中国临床学科的发展能起到很大作用"。中国人民解放军第二军医大学孙颖浩校长表示"我鼓励我国的泌尿外科医生把自己的创新成果和宝贵的经验传播给国内同行，我期待本丛书的出版"；北京大学第一医院霍勇教授认为"百家丛书很有意义"。我们感谢这么多临床专家积极参与本丛书的写作，他们在深夜里的奋笔，感动着我们，鼓舞着我们，这是对本丛书的巨大支持，也是对我们出版工作的肯定，我们由衷地感谢作者的支持与付出！

在传统媒体与新兴媒体相融合的今天，打造好这套在互联网时代出版与传播的高端医学专著，为临床科研成果的快速转化服务，为中国临床医学的创新及临床医师诊疗水平的提升服务，我们一直在努力！

科学技术文献出版社

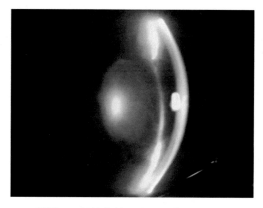

彩插 1　眼前节情况（见正文 021 页）

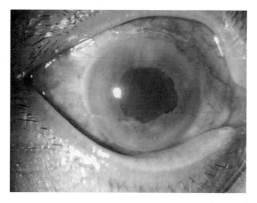

彩插 2　玻璃体腔注射万古霉素后 6 小时眼前节情况（见正文 022 页）

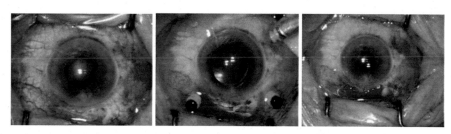

彩插 3　注入硅油后未取出人工晶状体手术视频截取（见正文 022 页）

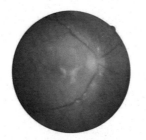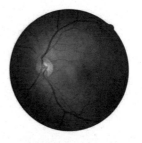

彩插 4　术后第 10 天眼底像（见正文 022 页）

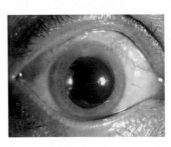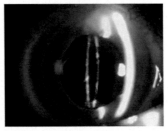

彩插 5　术后第 10 天眼前节情况（见正文 022 页）

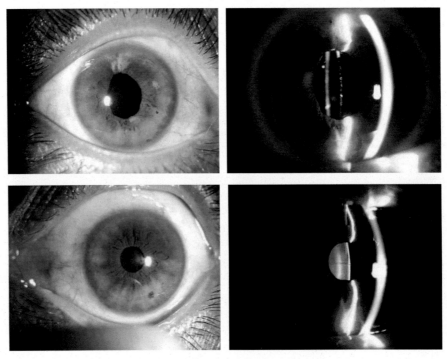

彩插 6　术后 6 个月眼前节和眼底像（见正文 024 页）

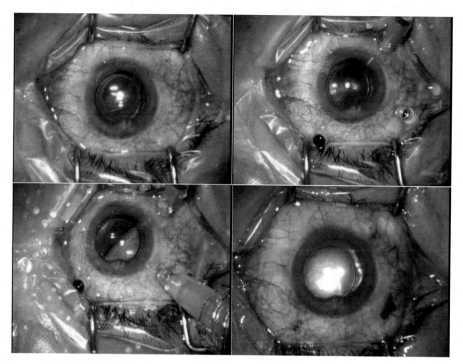

彩插 7　术后 6 个月取硅油手术视频截取（见正文 024 页）

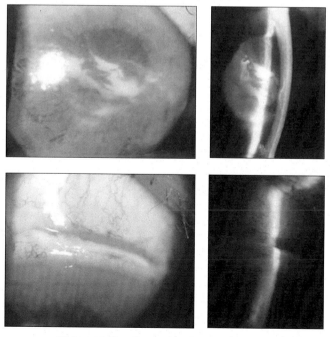

彩插 8　术前眼前节像（见正文 026 页）

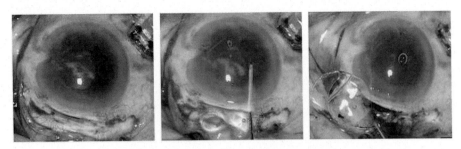

彩插 9　术中眼前节像（见正文 027 页）

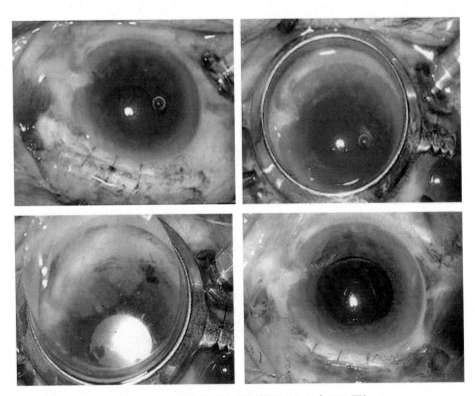

彩插 10　20G 玻璃体手术视频截取（见正文 028 页）

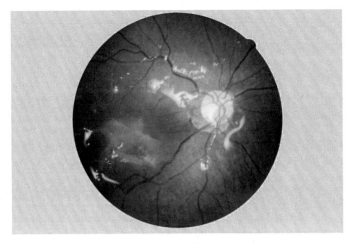

彩插 11　术后半年硅油眼底情况（见正文 028 页）

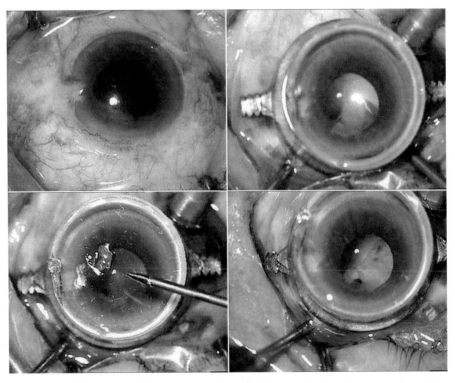

彩插 12　硅油下黄斑前膜剥离术（见正文 029 页）

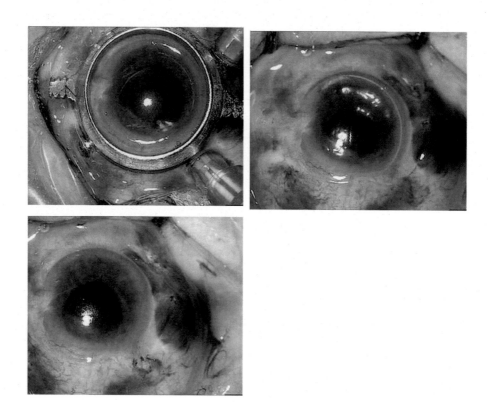

彩插13　3个月后行玻璃体腔硅油取出手术视频截取（见正文030页）

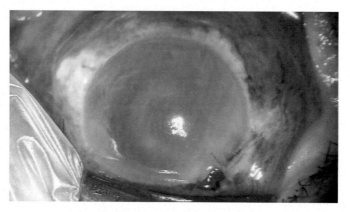

彩插14　玻璃体手术中眼前节视频截取（见正文031页）

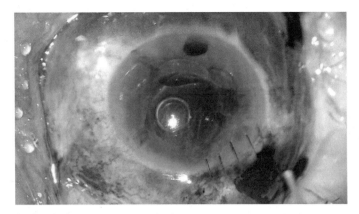

彩插 15　玻璃体切除联合硅油填充术毕手术照片（见正文 031 页）

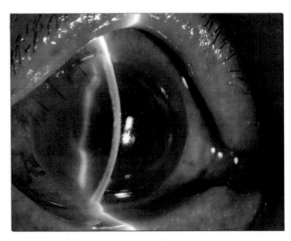

彩插 16　术后 1 周眼前节裂隙照相（见正文 032 页）

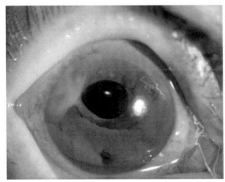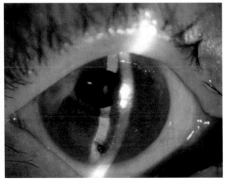

彩插 17　术后 1 个月眼前节裂隙照相（见正文 032 页）

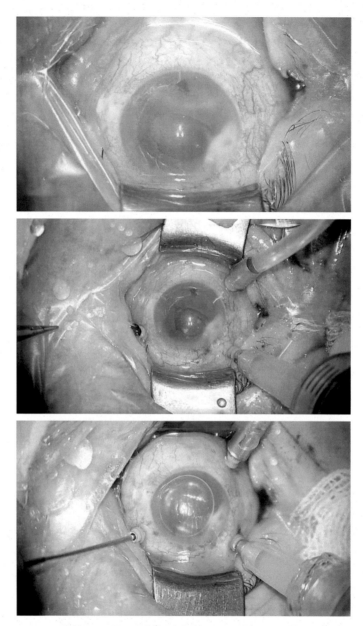

彩插 18　术后半年取硅油手术（见正文 033 页）

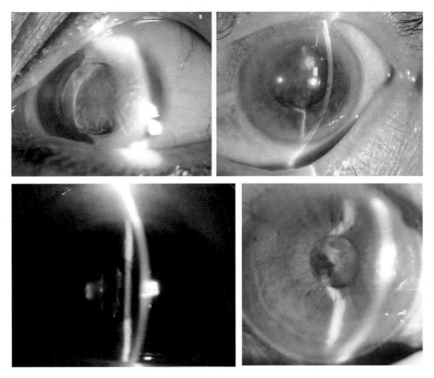

彩插 19　轻度结膜混合充血（见正文 036 页）

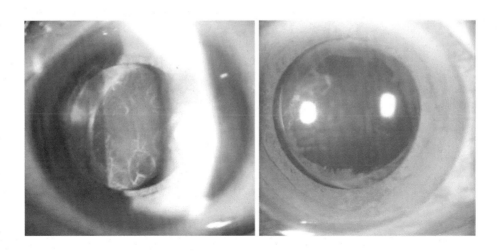

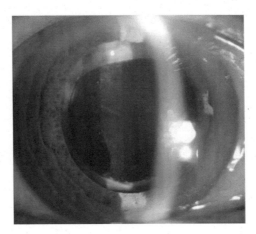

彩插 20　白内障术后第 7 天及第 14 天 YAG 激光切开人工晶状体前渗出膜的效果
（见正文 041 页）

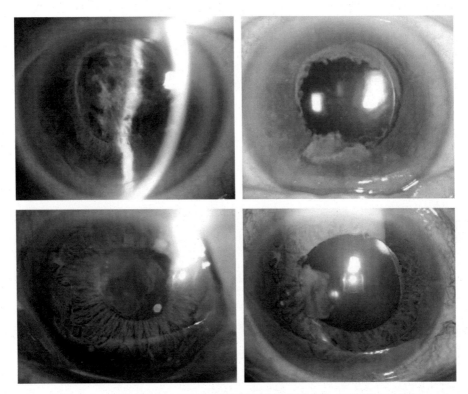

彩插 21　YAG 激光切开人工晶状体前渗出膜的前后比较（见正文 042 页）